U0395864

陈积芳 / 主编

健康

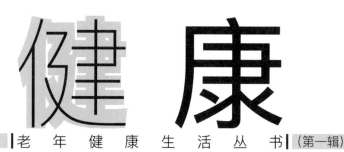

老 年 健 康 生 活 丛 书 （第一辑）

管理

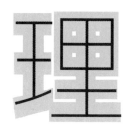

柯 浦 / 编著

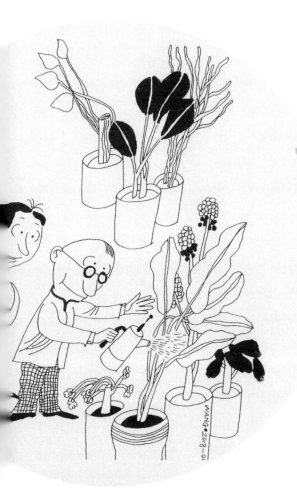

上海科学普及出版社

老年健康生活丛书编辑委员会

主　　编 陈积芳

副 主 编 郁增荣

秘 书 长 金　强

编辑委员（以姓名笔画为序）

刘铭君　江世亮　孙建琴　娄志刚　蒋惠雍

健康管理

编　　著 柯　浦

序 言

　　岁月流逝如滔滔江水，从朗朗童声和青春风茂之美好年代，转眼进入雪鬓霜鬟、步履蹒跚的老年。今天的老年人，为建设城市与家园付出了辛勤的劳动，理应健康安享晚年。每位经历人生光阴似箭的朋友，你感慨当今的变化吗？你珍惜眼前的生活吗？你回想过往的岁月吗？当你感到生命的航船可以平稳舒适地驶入又一番风景的港湾中，当你品味美好晚景夕阳红满天时，会有更多新的需要，新的念想。你想学习，可能会遇上陌生的问题；你也许会忧虑，因为你已展开又一个生命的重要阶段——老年。

　　上海这样一座2 400万人口的国际大都市，富有创新活力和文化底蕴。由于生活水平提高，医疗资源相对丰富，人均寿命增长，老龄化深度发展。60岁以上的老年人已达到33.2%，百岁老人占比达7.8‰，上海已进入国际标准的长寿城市。平均寿命达83岁，在国内仅次于香港。老年群体的各种需求势必越来越多，这是客观的存在。

　　正如老百姓说的俗语：金山银山不如健康是靠山。幸福的晚年生活，健康是第一条。而健康是老年人面对的最基本的大事，涉及老年阶段方方面面的综合知识、生活方式以及社会服务。比如，发达国家研究长寿课题并得出的结论，第一条就是晚年要有较好的社会交往活动，水、空气、睡眠和营养是基础保障，和谐适当的社会交际活动才是老年人生得以有内在动力的根本保障。因而唱歌跳舞、学用智能手机、旅游观光、含饴弄孙、莳花弄草、书法收藏、摄影交流、散步疾走等文娱活动，都是对老年健康有益的。

随着互联网科技的迅速发展和移动通讯的广泛使用，老年人想要跟上形势，学习新技能。如熟练使用智能手机，学会网上支付水电费、买快餐、订电影票、购买日用品等。

老年人饮食营养的保证很重要，易吸收的优质蛋白质、不饱和脂肪、新鲜蔬果中的维生素纤维素、转化能量的碳水化合物等，均要安排得当，科学合理饮食。这也是防治老年代谢病的重要措施。正所谓：管住你的嘴，学问真不少。

老年人的生命活动逐渐衰弱，有一些疾病"找上门来"也属正常，医疗与护理及保养都很重要。血压、血糖、尿酸指标，要了解这些基本常识，学习自我保健知识，建立健康管理理念。

说到老有所学，日新月异的科技创新的成就，也是老年群体所关注的。比如中国空间站将在太空的遨游，彩虹号深海潜水器，大口径射电望远镜，北斗卫星体系组成通信网络，5G信息科技传播的先进标准，量子通讯的安全原理，石墨烯材料充电新技术等，普通市民关心这些话题；老年人群，尤其是有深层次精神文化需求的老年人更是愿意与时俱进地学习。保持学习新知的好奇心，是心态年轻的标志。

更广义地讲,老龄产业是黄金产业。服务软件、营养饮食、老年教学、文化娱乐、康复辅具等方方面面,与老年人福祉相关的各类产品的设计与生产,急需资金和研发,并加以推广。

夕阳无限好,只是近黄昏。年老之人应修悟宁静淡泊的心态,保持慢节奏的生活姿态,从容不迫、优雅舒坦地过好当下的每一天。这需要有平衡的心理与情绪,预防可能发生的忧郁或焦虑的心理疾病。步入老年阶段,坦然面对衰老,平安幸福地过好晚年生活,我们每一位老者都准备好了吗?

为了关爱老年读者群体的精神文化生活,为他们提供更为广阔的视角和思考空间,乐享健康,乐享生活,智慧养老,科学养老,上海科学普及出版社精心策划了"老年健康生活丛书"。邀请各领域富有经验的专家学者为老年读者精心打造,第一辑推出《阳光心态》《经络养生》《健康管理》《老少同乐》《智能生活》《家庭园艺》《法律维权》《旅游英语》《科普新知》《智慧理财》共十种,涉及老年人群重点关注的养生保健、心理健康、法律法规、代际沟通、社会交往等主题,精心布局,反复研讨,集思广益,从老年读者的视角,以实际生活为内容支撑,通俗易懂,图文并茂。可以相信,"老年健康生活丛书"一定能服务于上海乃至全国的老年群体,发挥积极的科普和文化传播作用,为促进国家老年教育、老龄事业的发展做出应有的贡献。

陈积芳

2018 年 8 月

目 录

第一篇

饮食新知

营养·健康

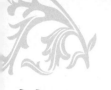

食品健康　安全为上

十大垃圾食品

油炸食品

此类食品热量高，含有较高的油脂和氧化物质，经常进食易导致肥胖；是导致高脂血症和冠心病的最危险食品。在油炸过程中，往往产生大量的致癌物质。已经有研究数据证明，常吃油炸食物的人，其部分癌症的发病率远远高于不吃或极少进食油炸食物的人群。

罐头类食品

不论是水果类罐头，还是肉类罐头，其中的营养素都遭到大量的破坏，特别是各类维生素几乎被破坏殆尽。另外，罐头制品中的蛋白质常常出现变性，使其消化吸收率大为降低，营养价值大幅度"缩水"。还有，很多水果类罐头含有较高的糖分，并以液体为载体被摄入人体，使糖分的吸收率因之大为增高,可在进食后短时间内导致血糖大幅攀升,胰腺负荷加重。同时,由于能量较高,有引起肥胖之虞。

腌制食品

在腌制过程中,需要大量放盐,这会导致此类食物钠盐含量超标,造成常常进食腌制食品者肾脏的负担加重,发生高血压的风险增高。还有,食品在腌制过程中可产生大量的致癌物质亚硝胺,导致鼻咽癌等恶性肿瘤的发病风险增高。此外,由于高浓度的盐分可严重损害胃肠道黏膜,故常进食腌制食品者,胃肠炎症和溃疡的发病率较高。

加工的肉类食品（火腿肠等）

这类食物含有一定量的亚硝酸盐,故可能有带来癌症的潜在风险。此外,由于添加防腐剂、增色剂和保色剂等,造成人体肝脏负担加重。还有,火腿等制品大多为高钠食品,大量进食可导致盐分摄入过高,造成血压波动及肾功能损害。

肥肉和动物内脏类食物

虽然含有一定量的优质蛋白、维生素和矿物质,但肥肉和动物内脏类食物所含有的大量饱和脂肪和胆固醇,已经被确定为导致心脏病最重要的两类膳食因素。现已明确,长期大量进食动物内脏类食物可大幅度地增高患心血管疾病和恶性肿瘤（如结肠癌、乳腺癌）的发生风险。

奶油制品

常吃奶油类制品可导致体重增加,甚至出现血糖和血

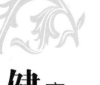

脂升高。饭前食用奶油蛋糕等,还会降低食欲。高脂肪和高糖成分常常影响胃肠排空,甚至导致胃食管反流。很多人在空腹进食奶油制品后出现反酸、烧心等症状。

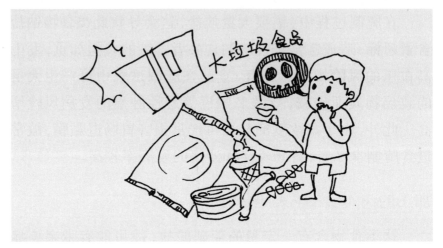

▲ 十大垃圾食品

方便面

属于高盐、高脂、低维生素、低矿物质一类食物。一方面,因盐分含量高增加了肾负荷,会升高血压;另一方面,含有一定的人造脂肪(反式脂肪酸),对心血管有相当大的负面影响。加之含有防腐剂和香精,可能对肝脏等产生潜在的不利影响。

烧烤类食品

含有强致癌物质三苯四丙吡。

冷冻甜点

包括冰淇淋、雪糕等。这类食品有三大问题:因含有较高的奶油,易导致肥胖;因高糖,可降低食欲;还可能因为温度低而刺激胃肠道。

果脯、话梅和蜜饯类食物

含有亚硝酸盐,在人体内可结合胺形成潜在的致癌物质亚硝酸胺;含有香精等添加剂可能损害肝脏等脏器;含有较高盐分可能导致血压升高和肾脏负担加重。

十大健康食品

番茄

番茄中含有具抗氧化功能的番茄红素和丰富的维生素C,能大幅减少罹患前列腺癌的概率,还能防治与消化系统有关的癌症。在烹煮的过程中,番茄红素会自然释放。番茄还可以生吃,是最佳的维生素C的来源。

菠菜

菠菜含有丰富的铁质、叶酸和B族维生素,能有效地防止罹患血管方面的疾病及心脏病。另外,菠菜的热量相当低,爱美的女士可以安心食用。

果仁

果仁含有丰富的维生素E,不仅可以降低胆固醇,还能降低血液中的三酰甘油,是预防心脏病和癌症的最佳食品。不论是花生、杏仁果,还是其他果仁,都是很好的选择,唯一

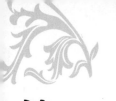

要注意的是,食用量务必要适当,千万不要过度食用。

西兰花

西兰花富含胡萝卜素及维生素C,长期食用可以减少罹患乳腺癌、直肠癌及胃癌的概率。最佳的食用方法是,简易烹调后使劲咀嚼。白菜、豆芽也有类似的作用,也是餐桌上不错的选择。

燕麦

每天食用燕麦可以有效地降低胆固醇与血压,还能防治大肠癌,预防心脏疾病。燕麦所含的丰富膳食纤维会使人有饱腹的感觉,如此一来就可以减少摄取其他油腻的食品,从而达到控制体重的目的。

三文鱼

经常食用三文鱼可以降低胆固醇,防止血管阻塞。研究发现,鲑鱼所含的Omega-3S脂肪酸可以保护大脑,延缓老化,预防老年痴呆症等疾病。

大蒜

大蒜可以降低胆固醇,防治心脏病,并具有杀菌作用。虽然吃了大蒜后的"口气"令人退避三舍,但大蒜却具有极佳的防治心脏疾病的功能,不仅可以降低胆固醇,还有清血的功效,其杀菌功能也使大蒜备受科学家的推荐。

蓝莓

蓝莓中的抗氧化剂含量极高,除了可以预防心脏病和癌症外，还能增强大脑的活力，好处多多。

绿茶

经常饮用绿茶可以预防癌症，减少患心脏病的概率。我国的相关研究发现，每天饮用绿茶的民众罹患胃癌、食道癌、肝癌及皮肤癌的概率较低；日本科学家的研究也发现，每天喝十杯绿茶，可以减少罹患心脏病的风险。另外，经常用绿茶来漱口可有效地防治蛀牙。

红葡萄酒

由于酿酒用的葡萄皮中含有丰富的抗氧化剂，因此红酒能够增加人体内有益胆固醇（HDL-C）的含量，预防血管硬化。喝少量红酒，对心脏有益。但要注意的是，饮用红酒也不可过量，否则反而会增加患乳腺癌、引发中风的风险。

此外，世界卫生组织还列出了各种分类食物中的最佳榜单，可供大家参考：

最佳水果

依次是木瓜、草莓、橘子、柑子、猕猴桃、芒果、杏、柿子和西瓜。

最佳蔬菜

红薯既含丰富维生素，又是抗癌能手，为所有蔬菜之首。其次是芦笋、卷心菜、花椰菜、芹菜、茄子、甜菜、胡萝卜、荠菜、苤蓝菜、金针菇、雪里蕻、大白菜。

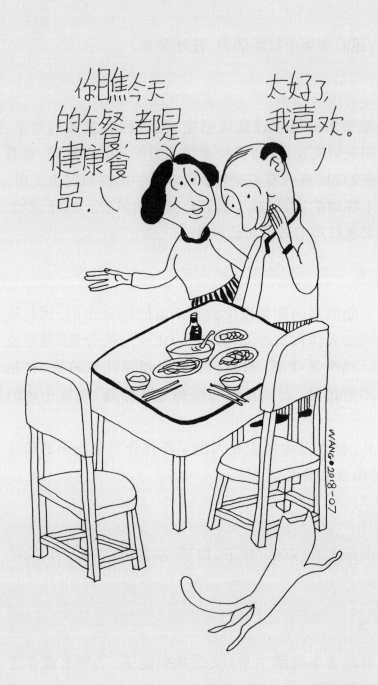

最佳肉食

鹅鸭肉化学结构接近橄榄油,有益于心脏。鸡肉则被称为"蛋白质的最佳来源"。

最佳护脑食物

菠菜、韭菜、南瓜、葱、椰菜、菜椒、豌豆、番茄、胡萝卜、小青菜、蒜苗、芹菜等蔬菜,核桃、花生、开心果、腰果、松子、杏仁、大豆等壳类食物以及糙米饭、猪肝等。

最佳汤食

鸡汤最优,特别是母鸡汤还有防治感冒、支气管炎的作用,尤其适于冬春季饮用。

最佳食油

玉米油、米糠油、芝麻油等尤佳,植物油与动物油按1∶0.5的比例调配食用更好。

食品安全十律

1. 食物一旦煮好就应立即吃掉,食用煮后在常温下已存放四五小时的食物最危险。

2. 食物必须彻底煮熟才能食用,特别是家禽、肉类和牛奶。所谓彻底煮熟是指食物的所有部位的温度至少达到70℃。

3. 应选择已加工处理过的食品。例如,选择已加工消

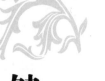

毒的牛奶而不是生牛奶。

4. 食物煮好后常常难以一次全部吃完，如果还需要把食物存放四五小时，应在高温（接近或高于60℃）或低温（接近或低于10℃）的条件下保存。

5. 存放过的熟食必须重新加热（70℃）才能食用。

6. 不要让未煮过的食品与煮熟的食品互相接触。

7. 保持厨房清洁。烹饪用具、刀叉具等都应用干净的布揩干擦净。一块抹布的使用不应超过一天，下次使用前应把抹布在沸水中煮一下。

8. 处理食品前先洗手。

9. 不要让昆虫、兔、鼠和其他动物接触食品，动物通常都有致病的微生物。

10. 饮用水和准备食品时所需的水应纯洁干净。

人体营养素

人体必需营养素

营养素是提供人体生长发育和体力、维护机体健康所需要的各种饮食所含的有效成分。各种营养素在人体内各司其职，相互协调，相互制约，共同为完成人体的各种生理活动发挥作用。营养素对人体的作用主要有三个，即：构成人体各种新细胞、新组织，以此来补充人体消耗和破坏的旧细胞、旧组织；供给机体热量，以补充体力；调节生理机能，使各个脏器和组成部分发挥生理功能。

人体所必需的营养素主要有以下7种。

蛋白质——赖以生存的基础营养素

蛋白质是一大类由氨基酸组成的高分子有机化合物，含有氮、碳、氢、氧等主要元素和少量的硫、磷、铁等元素。蛋白质又分为完全蛋白质和不完全蛋白质。食物蛋白质中有20多种氨基酸，其中有8种是机体不能合成而必须由食

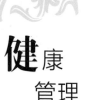

物供给的,称为必需氨基酸。富含必需氨基酸、品质优良的蛋白质统称完全蛋白质,如奶、蛋、鱼、肉类等属于完全蛋白质,植物中的大豆也含有完全蛋白质。缺乏必需氨基酸或者含量很少的蛋白质称不完全蛋白质,如谷、麦类、玉米等所含的蛋白质以及动物皮骨中的明胶等。

脂肪——贮存能量的重要营养素

脂肪分为中性脂肪和类脂两类,由脂肪酸构成。脂肪酸可分为饱和脂肪酸和不饱和脂肪酸。有的不饱和脂肪酸在体内不能合成,必须由摄入的食物供给,又称为必需脂肪酸。

糖类——获取能量的主要营养素

糖类即碳水化合物,因其含有碳、氢、氧三种元素,而氢、氧比例又和水相同,故被称为碳水化合物。糖类分为单糖、双糖、多糖等三类。单糖是最常见、最简单的糖类,有葡萄糖、果糖、半乳糖和甘露糖,易溶于水,不经过消化液的作用可以直接被机体吸收利用。人体中的血糖就是单糖中的葡萄

▼ 营养素

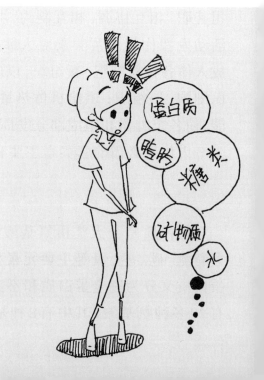

糖。双糖常见的有蔗糖、麦芽糖和乳糖,由两分子单糖组合而成,易溶于水,需经分解为单糖后,才能被机体吸收利用。多糖主要有淀粉、糊精和糖原,其中淀粉是膳食中的主要部分,由于多糖是由成百上千个葡萄分子组合而成,不易溶于水,因此需要经过消化酶的作用才能分解成单糖而被机体吸收。

矿物质——影响生理功能的营养素

矿物质也叫无机盐,是构成人体的重要化学元素。已发现的大约有60余种,其中铁、碘、铜、锌、锰、钴、钼、硒、铬、氟、镍、锡、硅、钒14种称为人体必需的微量元素。矿物质在体内尽管含量很少,但对于人体的营养和功能却有很大影响。

维生素——维持机体健康的营养素

维生素是维持机体健康所必需的一类低分子有机化合物。这类物质在体内既不是构成人体组织的原料,也不是能量的来源,但是对体内物质代谢起着重要的调节作用。人体对其需求量很少,每日仅以毫克或微克计算,但维生素不能在体内合成,或合成量不足,必须由食物供给。维生素种类很多,通常分为脂溶性和水溶性两大类。脂溶性维生素有维生素 A、维生素 D、维生素 E、维生素 K;水溶性维生素有 B 族维生素(包括维生素 B_1、维生素 B_2、维生素 B_{12}、维生素 PP、生物素、叶酸)和维生素 C。

脂溶性维生素只能溶解于脂肪和有机溶剂,不溶于水。因此当膳食中脂肪过少时则不利于此类维生素的吸收。脂溶性维生素在体内排泄速度较慢,如果摄入过多,可在体内蓄积,甚至可造成中毒。水溶性维生素只能溶于水,不溶于

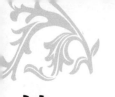

脂肪和有机溶剂。绝大多数水溶性维生素进入人体后以辅酶或辅基的形式发挥作用。人体不能大量储存水溶性维生素，大量摄入后，多余的部分或其代谢产物均从尿中排出，部分可以随汗排出体外。所以人体必须每日从膳食中摄取维生素，以满足机体的需要。

膳食纤维——具有生理活性的营养素

膳食纤维是一种特殊的营养素，其本质是碳水化合物中不能被人体消化酶所分解的多糖类物质。膳食纤维有数百种之多，其中包括了纤维素、半纤维素、果胶、木质素、树胶和植物黏液、藻类多糖类。

水——构成生命的基本营养素

水是人体不可缺少的组成部分，占成人体重的2/3。它维持人体正常的生理活动，与生命息息相关，一旦机体失去20%的水分，就无法维持生命。

维生素的主要功能

维生素A

是一种抗氧化剂，可防止感染，增强身体免疫能力。同时也是夜视必需的营养物质，还能预防多种癌症。

维生素B_1

是大脑活动、制造能量以及消化过程必需的营养物质，可以帮助身体利用蛋白质。

维生素B$_2$

有助于将糖类、脂肪和蛋白质转化为能量,有助于调节体内的酸碱度,对头发、指甲和眼睛的健康有很重要的作用。

维生素B$_6$

是大脑活动以及激素分泌必需的营养物质,可以平衡性激素,有助于蛋白质的消化和利用。常用于经前期综合征以及更年期综合征的治疗。

维生素B$_{12}$

有助于血液对氧气的携带,在能量释放过程中是不可或缺的,是人体利用蛋白质必需的营养物质,也可以化解烟草中的毒素及其他的毒素。

维生素H

又称生物素,也属于B族维生素。可以帮助身体利用必需脂肪有助于促进皮肤、头发以及神经的健康。在儿童时期最为重要。

维生素C

增强免疫力,抗感染,可帮助制造胶原质并保持骨骼、皮肤以及关节的健康。可以化解污染物中的毒素,并可预防癌症和心脏病。有助于抗压力激素的分泌,有助于将食物转化为能量。

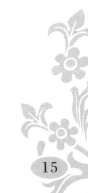

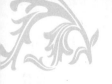

维生素D

保存钙质，有助于保持骨骼的健康。

维生素E

有助于身体利用氧气，防止血液凝块、血栓的产生和动脉硬化等症。防止细胞被破坏，预防癌症。可以加快伤口愈合速度，增强生育能力。

矿物质的主要功能

钙

促进皮肤、神经、骨骼以及牙齿的健康，减轻肌肉和骨骼的疼痛，止血，收缩肌肉，维持体内正常的酸碱度。

铁

血红蛋白的重要组成成分，铁还是酶的构成成分，是体内能量制造必不可少的营养物质。

镁

增强骨骼与牙齿的健康，有助于放松肌肉并促进肌肉的健康，是治疗经前期综合征的重要营养物质，对肌肉和神经系统也十分重要，是能量制造不可缺少的营养物质，是体内众多酶的辅因子。

钾

确保营养物质被细胞吸收，同时排出细胞的代谢废物。可以促进神经与肌肉的健康，维持体液平衡，放松肌肉，有助于胰岛素的分泌，控制血糖浓度，参加新陈代谢的过程，可以维持心脏的正常功能，并可以刺激肠道的蠕动以促进代谢废物排出体外。

钠

保持体内水分的平衡，防止脱水的发生，有助于神经系统的活动，用于肌肉收缩，包括心肌的收缩。还用于体内能量的制造，并有助于将营养物质运送到细胞中。

锌

是体内200多种酶和脱氧核糖核酸及核糖核酸的构成成分，是生长必需的营养物质，对于伤口愈合起到重要的作用。有助于骨骼和牙齿的形成、头发的生长，可以促进神经系统以及大脑的健康，特别是对正处在发育阶段的胚胎。

胆固醇的是是非非

体内胆固醇的主要来源

人体内的胆固醇主要有两个来源：一是内源性的，主要是由肝脏利用乙酸及其前体合成，是人体胆固醇的主要来源；二是外源性的，即机体从食物中吸收而来。

胆固醇一直被认为是导致冠心病的罪魁祸首，实际上这种说法是偷换概念。我们常说的那些食物胆固醇高时所指的是化学物质胆固醇，而说到导致冠心病时指的是脂蛋白。人们把脂蛋白直译为脂蛋白胆固醇，如低密度脂蛋白（LDL）称为低密度脂蛋白胆固醇（LDL-C），高密度脂蛋白（HDL）叫作高密度脂蛋白胆固醇（HDL-C）。由于HDL有降低冠心病发病风险的作用，因此又称HDL-C为好胆固醇；而LDL会增加冠心病的发生风险，因此又称LDL-C为坏胆固醇。可见增加冠心病发病风险的是低密度脂蛋白，而非化学物质胆固醇。当然，胆固醇是低密度脂蛋白的组成部分，大量摄入胆固醇还是会增加冠心病的发生风险。

胆固醇在体内的重要生理作用

胆固醇在体内具有重要的生理作用：在人体内形成7-脱氢胆固醇，经日光中紫外线照射，转变成维生素D_3，可促进钙的吸收；合成胆汁形成胆酸盐乳化脂肪，帮助脂肪的消化和吸收；合成糖皮质激素，对调节机体免疫反应、减少自身免疫损伤具有重要作用；参与细胞膜和神经纤维的组成；有助于血管壁的修复和完整；合成性激素。

低胆固醇者血管弹性差

胆固醇在体内参与细胞膜的组成，并对维持和营养细胞膜、保持细胞膜的稳定性起着重要作用。若血内胆固醇水平过低，会使细胞膜的稳定性减弱，导致细胞膜弹性降低、脆性增加，致使血管脆性增加。例如脑内小血管缺乏外周组织支持，抵抗血压变化的能力较低，当血压骤然升高时，低胆固醇血症患者的脑血管就极易破裂出血。

低胆固醇者易致激素缺乏

胆固醇是体内合成类固醇激素的重要原料，这些激素对调节糖、脂肪和蛋白质三大物质以及水和电解质的代谢，应激性反应及免疫功能均有重要影响。如果胆固醇水平过低，就往往会导致皮质激素合成减少，从而导致应激能力降低，使正常的抗病能力减弱；或者导致性激素合成减少，影响正常的性功能。

高胆固醇对身体造成的危害

过多摄入胆固醇或自身脂肪代谢紊乱，可引起血脂和胆固醇水平升高。大量流行病学调查表明，高血脂〔包括高胆固醇和（或）高三酰甘油〕与脂质代谢紊乱，不仅是动脉粥样硬化、冠心病、脑血管病、高血压、糖尿病、肥胖、痛风、高尿酸血症、代谢综合征、脂肪肝、胆石症、胰腺炎等疾病发病的危险因素，而且与结直肠癌、胆管癌、胰头癌、乳腺癌、卵巢癌、子宫内膜癌、食管癌、肾癌、前列腺癌等恶性肿瘤的发生也有密切的关系。

有研究数据表明，膳食胆固醇升高引起血胆固醇升高的作用与饱和脂肪酸的摄入量有密切关系。相同量的膳食胆固醇，饱和脂肪酸摄入量高者比饱和脂肪酸摄入量低者，其升高血胆固醇的作用要强。为了防止膳食胆固醇过多引起的不良影响，建议成年人每人每日摄入的膳食胆固醇不宜超过300毫克。如果是高血脂者，则应严格限制，每人每日摄入量应不超过200毫克。

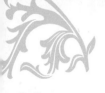
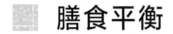

膳食平衡

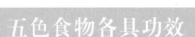

五色食物各具功效

黑色食物——抗衰老圣品

黑色食物主要是指因含有天然黑色素而呈现黑色、紫色或深褐色的食物，如乌骨鸡、甲鱼、紫菜、黑米等。现代医学研究发现，黑色食物的保健功效除与其所含的营养素、维生素、微量元素有关外，黑色素也发挥了特殊的积极作用。

红色食物——心脑血管保护神

红色食物最为常见的当属红色的水果和蔬菜，这些食物的共同特点之一就是含有丰富的β-胡萝卜素，β-胡萝卜素具有捕捉人体内自由基，参与维生素A合成等多种功能，还能增强人体巨噬细胞的活力，起到抗癌、抗感冒的作用。对于心脑血管患者来说，红色食物是最佳选择，因为红色食物中的番茄红素、花青素、胡萝卜素等物质，对维持血管弹性和促进血液循环具有非常重要的作用。此外，深红色的肉类食品以及粮食类中的红小豆、高粱米等也可以归为红色食品，它们主要向身体提供脂肪、蛋白质和氨基酸。

绿色食物——生命元素大本营

绿色植物是人和动物的食物之源，是食物链中最基础的一环，所以绿色可以看作是生命的颜色。日常生活中人们接触到的绿色食物绝大多数都属于蔬菜类，一般为植物的茎、叶或果实。绿色食物是人类素食的重要来源，蕴含了大量人体必需的维生素、矿物质以及膳食纤维，更富含其他食物所匮乏的叶绿素。可以说绿色食物是维持机体生命活动必不可少的重要食物，因此被誉为"生命元素大本营"。

黄色食物——免疫力堡垒

黄色食物包括一些颜色由橙到黄的食物，大多数的黄色食物不但营养丰富，而且价格便宜，在人们的饮食生活中占有很重要的地位。黄色在五行中属土，对应脾脏及胃，而脾脏是参与消化的重要器官，同时具有保护机体，防卫外来伤害的作用。

白色食物——人体营养基石

白色食物是指本身色泽洁白或颜色较浅的食物，包括多种精加工后的粮食、根茎类蔬果和一些颜色浅淡的禽肉类和水产类食物。它是三大营养素——糖类、优质脂肪和蛋白质的重要来源，能够给人类提供最基本的营养物质。

平衡膳食的要义

　　平衡膳食是指选择多种食物，经过适当搭配做出的膳食，这种膳食能满足人们对能量及各种营养素的需求，因而叫平衡膳食。

　　我们知道食物可分两类：一类是动物性食物，包括肉、鱼、禽、蛋、奶及其奶制品；另一类是植物性食物，包括谷类、薯类、蔬菜、水果、豆类及其制品，食糖类和菌藻类。

　　不同种类食物的营养素不同。动物性食物、豆类含优质蛋白质；蔬菜、水果含维生素、矿物盐及微量元素；谷类、薯类和糖类含碳水化合物；食用油含脂肪；肝、奶、蛋含维生素A；肝、瘦肉和动物血含铁。

　　这些营养素之间能相互配合，相互制约。如维生素C能促进铁的吸收；脂肪能促进脂溶性维生素A、维生素

▼　膳食平衡

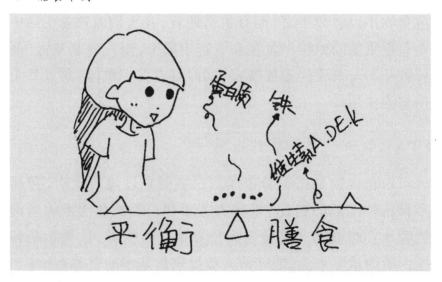

D、维生素E、维生素K的吸收；微量元素铜能促进铁在体内的运输和储存；碳水化合物和脂肪能保护蛋白质，减少其消耗；而磷酸、草酸和植酸能影响钙、铁吸收。所以只有吃营养结构合理的混合膳食，才能满足人体对食物营养的摄取。

平衡膳食应满足下列条件：

食物多样，谷类为主，粗细搭配

人类的食物是多种多样的。各种食物所含的营养成分不完全相同，每种食物都至少可提供一种营养物质。平衡膳食必须由多种食物组成，才能满足人体各种营养需求，达到合理营养、促进健康的目的。谷类食物是中国传统膳食的主体，是人体能量的主要来源。谷类包括米、面、杂粮，主要提供糖类、蛋白质、膳食纤维及B族维生素。人们应保持每天适量的谷类食物摄入，一般成年人每天摄入250～400克为宜。

多吃蔬菜、水果和薯类

新鲜蔬菜、水果是人类平衡膳食的重要组成部分。蔬菜、水果能量低，是维生素、矿物质、膳食纤维和植物化学物质的重要来源。薯类含有丰富的淀粉、膳食纤维以及多种维生素和矿物质。富含蔬菜、水果和薯类的膳食对保持身体健康，保持肠道正常功能，提高免疫力，对降低患肥胖、糖尿病、高血压等慢性疾病风险具有重要作用。推荐我国成年人每天吃蔬菜300～500克，水果200～350克，并注意增加薯类的摄入。

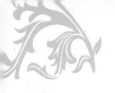

每天吃奶类、大豆或其制品

奶类营养成分齐全，组成比例适宜，容易消化吸收。奶类除含丰富的优质蛋白质和维生素外，含钙量较高，且利用率也很高，是膳食钙质的极好来源。建议每人每天平均饮奶300毫升。饮奶量多或有高血脂和超重肥胖倾向者应选择低脂、脱脂奶。大豆含丰富的优质蛋白质、必需脂肪酸、多种维生素和膳食纤维，且含有磷脂、低聚糖，以及异黄酮、植物固醇等多种植物化学物质。建议每人每天摄入25～35克大豆或相当量的豆制品。

常吃适量的鱼、禽、蛋和瘦肉

鱼、禽、蛋和肉均属于动物性食物，是人类优质蛋白、脂类、脂溶性维生素、B族维生素和矿物质的良好来源，是平衡膳食的重要组成部分。瘦畜肉铁含量高且利用率高。鱼类脂肪含量一般较低，且含有较多的不饱和脂肪酸；禽类脂肪含量也较低，且不饱和脂肪酸含量较高；蛋类富含优质蛋白质，各种营养成分比较齐全，是很经济的优质蛋白质来源。

金字塔膳食结构

合理的饮食结构可用一个金字塔来描绘，塔分四层：

塔尖：尽量少吃高脂肪、高糖分的食物；

第二层：适量进食鱼类、蛋类、家禽、全瘦肉类、豆类、乳类；

第三层：多吃水果蔬菜；

塔底：尽量多吃谷麦类。

各层类食物的功能、营养及健康摄取量如下：

高脂肪及高糖类

功能与养分：脂肪与糖直接或间接提供人体生理运行及活动所需热能，在一定限度内对身体有利，但摄取过多有害。

健康摄取量：其他层类的食物中所含的脂肪与糖分一般已能满足人体所需，故应尽量避免额外进食。

乳、肉、豆及蛋类

功能：肉类等可助长发育，维持新陈代谢，奶类有助于牙齿及骨骼健康。

营养成分：肉类及奶类等均含丰富蛋白质，多种维生素及脂肪；肉类中的铁质及奶类中的钙质含量特别丰富。

健康摄取量：适量，乳类食品每日300克左右，瘦肉、家禽类、鱼类、豆类及蛋类每日合计摄取150～350克。

蔬菜水果类

功能：增强抵抗能力，保持细胞健康，防止便秘。

营养成分：含丰富的维生素A和维生素C，各种矿物质及膳食纤维。

健康摄取量：多吃蔬菜水果对健康与美容均有益，蔬菜每日最少300克，水果每日最少200克。

谷类、面包、饭、粉及面

功能：供应热能，补充体能，保持体温。

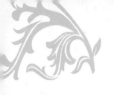
营养成分：含淀粉质，少量B族维生素及植物性蛋白质；全麦食物含膳食纤维。

健康摄取量：常被人们作为主食，自然总摄取量远高于其他类食物。

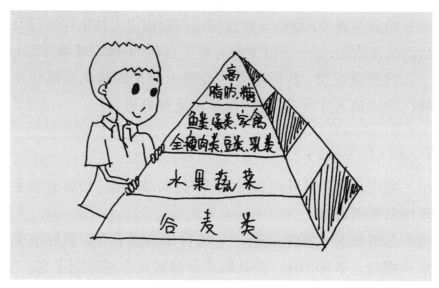

▲ 金字塔膳食结构

酸碱食物

酸碱食物的种类

随着医学科普知识的不断普及和深入，越来越多的人都知道食物有酸性与碱性之分。但是，不少人却把口感酸味的食物当成了酸性食物，这是一种误解。

从营养学角度来讲，酸性食物和酸味食物完全是风马牛不相及的两码事。食物的酸碱性与其本身的pH值无关（味道是酸的食物不一定是酸性食物），主要是由食物经过消化、吸收、代谢后，最后在人体内变成酸性或碱性的物质来界定。如果食物代谢后所产生的磷酸根、硫酸根、氯离子较多，就容易在体内形成酸性的无机盐，从而产生酸性反应，该类食物称为酸性食物，如动物的内脏、肌肉、植物种子（五谷类）。如果产生的钠离子、钾离子、镁离子、钙离子等较多，就容易在体内产生碱性的无机盐，从而形成碱性反应，该类食物称为碱性食物，如蔬菜瓜豆类，茶类等。一般来说，含有硫、磷等矿物质较多的食物是酸性食物，而含钾、

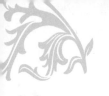
镁、钙等矿物质较多的食物大多数是碱性食物。

一般的五谷杂粮和蛋类、肉类等食品,所含的硫、磷都较多,故被称为酸性食物。常见的酸性食物按照其酸度大小排列为:鱿鱼(干)、鸡蛋黄、大米、牡蛎、鸡肉、鳗鱼、面粉、猪肉、牛肉、啤酒、花生、大麦、虾、面包等。

而大部分的蔬菜、水果及豆类中所含的钙、钾、镁较多,故被称为碱性食物。常见的碱性食物以其碱度大小排列为:海带、菠菜、红薯、西瓜、萝卜、香蕉、梨、苹果、胡萝卜、草莓、莴苣、柿子、南瓜、马铃薯、扁豆、黄瓜、藕、大豆、牛奶等。牛奶虽含有丰富的磷,但是钙质更多,因此也是碱性食物。

食盐的成分是氯化钠,在体内分解的氯离子和钠离子一样多,正好酸碱平衡,故是中性的食物。油、醋等食物中所含的矿物质含量甚微,因此也可视为中性食物。至于汽水、可乐、雪碧等,由于在制造过程中会加入碳酸、糖、磷,所以是酸性饮料。

酸碱食物的作用

通常而言,动物性食品中除奶类和动物血外,多半属酸性食品;植物性食品中除五谷杂粮、白糖外,多半为碱性食物;但也有少数例外,如李子、草莓所含的有机酸(苯甲酸、草酸)在人体内不能氧化代谢,因此会留在体内呈酸性反应;橘子和柠檬则不同,它们含有较为丰富的钾,其有机酸在人体内可以新陈代谢,是碱性食物。

酸性食物进入人体后与二氧化碳反应而成碳酸盐,由尿中排泄,碱性食物则在肾脏中与氨生成铵盐而排泄,从而得以维持血液的正常pH(酸碱)值,正常人的血液pH值为7.35,呈弱碱性。

如果过多食用酸性食品,以致不能中和而导致酸性,消耗钙、钾、镁、钠等碱性元素,会导致血液色泽加深,黏度、血压升高,从而发生酸毒症,年幼者会诱发皮肤病、神经衰弱、胃酸过多、便秘等,中老年者易患高血压、动脉硬化、脑出血、胃溃疡等症。酸毒症是由于过多食用酸性食品引起的,所以不能偏食,应多吃蔬菜和水果保持体内酸碱的平衡。理论上碱性中毒也会发生,但人的碱性中毒现象不常见,因为人体内有大量的胃酸可以中和。

人们在日常饮食中,在讲究食物营养的同时,还要注意酸性和碱性食物的合理搭配。无论是吃得过酸还是过碱,代表的都是一种营养不均衡,对健康都会造成伤害。总之,只要遵循着均衡饮食的原则,在营养上、在酸碱上才能得到良好的平衡,从而有利于身体健康。

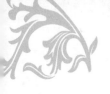
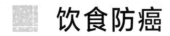 饮食防癌

食品中的致癌物

致癌的因素是复杂、多方面的，但一般都认为人类癌症有60%～80%是由环境致癌物引起的，而其中食物是人类的重要外环境，也是机体的内环境。据估计，女性中有70%以上的癌症、男性中有50%以上的癌症是由膳食和营养因素所引起的。食品中存在致癌物质已经是人们生活中不能忽视的健康问题，研究发现，有10多种化学物质有致癌作用，其中亚硝胺类、苯并芘和黄曲霉素是公认的三大致癌物质，它们都与饮食有密切关系。

亚硝胺类

亚硝胺类几乎可以引发人体所有脏器肿瘤，其中以消化道癌最为常见。亚硝胺类化合物普遍存在于谷物、牛奶、干酪、烟酒、熏肉、烤肉、海鱼、罐装食品以及饮用水中。不新鲜的食品（尤其是煮过久放的蔬菜）内亚硝酸盐的含量较高,而亚硝酸盐极易和胺化合,生成亚硝胺。

苯并芘

苯并芘主要产生于煤、石油、天然气等物质的燃烧过程中,脂肪、胆固醇等在高温下也可形成苯并芘。如香肠等熏制品中苯并芘含量可比普通鲜肉高60倍。经验证,长期接触苯并芘,除能引起肺癌外,还会引起消化道癌、膀胱癌、乳腺癌等。

黄曲霉素

黄曲霉素是已知的最强烈的致癌物。专家认为,黄曲霉素很可能是肝癌发生的重要原因。在一些肝癌高发区,人们常食发酵食品如豆腐乳、豆瓣酱等,这类食品在制作过程中如方法不当,容易产生黄曲霉素。

食品中的致癌物质 ▼

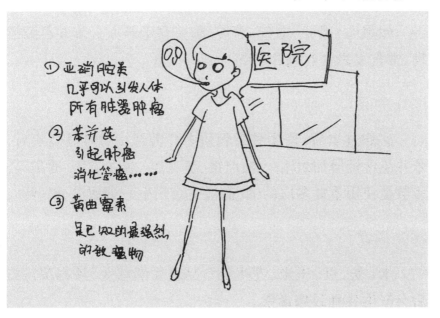

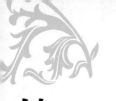

为了防止上述几种主要致癌物质作怪，减少和削弱致癌物对人类的威胁，人们在食物的生产、加工及烹调等方面，必须采用科学的方法。

咸鱼

咸鱼产生二甲基亚硝酸盐，在体内可以转化为致癌物质二甲基亚硝酸胺。一个人如果从出生到10岁经常食用咸鱼，其患鼻咽癌的可能性是不食用咸鱼的人的30～40倍。鱼露、虾酱、咸蛋、咸菜、腊肠、火腿、熏猪肉同样含有较多的亚硝酸胺类致癌物质，应尽量少吃。

烧烤食物

烤牛肉、烤鸭、烤羊肉、烤鹅、烧猪肉等。因含有强致癌物苯并芘，不宜多食。

熏制食品

如熏肉、熏肝、熏鱼、熏蛋、熏豆腐干等亦含苯并芘致癌物，常食易患食管癌和胃癌。

油炸食品

煎炸过焦后，产生致癌物质多环芳烃。咖啡豆烧焦后，苯并芘含量增加20倍。油煎饼、臭豆腐、煎炸芋角、油条等，多数是使用重复多次的油，高温下会产生一种致癌分解物。

霉变食物

米、麦、豆、玉米、花生等食品易受潮霉变，被霉菌污染后会产生各种致癌毒素。

隔夜熟白菜

会产生亚硝酸盐,在体内会转化为亚硝酸胺致癌物质。

槟榔

口嚼食槟榔是引起口腔癌的一个因素。

反复烧开的水

反复烧开的水含亚硝酸盐,最后生成致癌的亚硝酸胺。

此外,某些营养素的过高或缺乏也会致癌。长期高脂肪饮食容易发生乳腺癌、子宫癌、大肠癌;高浓度的酒精可以使消化道黏膜表面的蛋白质变性,而增加肿瘤的发病率。而当人体缺乏维生素A时,苯并芘的致癌危险性会显著增加,故易患食管癌、胃癌和肺癌等;长期缺碘可引起单纯性甲状腺肿,进而转变为甲状腺癌并可发生乳腺癌、子宫癌和卵巢癌;缺乏硒,会增加胃肠道癌的发生;膳食中长期缺乏纤维素,会影响肠蠕动,使大便不通,增加致癌物在肠腔内的接触和吸收机会,易发生肠癌。

防癌食品知多少

据现代科学研究发现,有抗癌、防癌作用的抗癌食品主要有以下十大类。

粮食类

黄豆、绿豆、大米、玉米和小麦等。

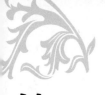

蔬菜类

菠菜、韭菜、芹菜、荠菜、大头菜、花椰菜、甘蓝、莴苣、胡萝卜、黄瓜、丝瓜、苦瓜、番茄等。

水果类

柑橘、山楂、苹果、杏、梨、猕猴桃等。

瓜类

西瓜、甜瓜等。

肉、蛋、奶类

瘦肉、动物肝脏、鸡蛋、牛奶、羊奶等。

海产品、水产品

海带、海藻、沙丁鱼等。

菌类

木耳、香菇、蘑菇、平菇、猴头菇等。

调味品类

大蒜、生姜、葱和花椒等。

茶

红茶、绿茶、乌龙茶，比如龙井茶、祁红、滇红等。

其他

大枣、无花果、莲子等。

具体到每种食品,根据其抗癌效果及作用的大小,有以下8种最佳抗癌食品:

胡萝卜

富含维生素A、维生素B_2、维生素B_5、蔗糖、葡萄糖、淀粉、钙、铁、磷等微量元素,尤其是吸烟的人摄入较多的维生素A,可减少患肺癌的风险,是抵抗癌症的理想食品。缺乏维生素A者,癌症的发生率是正常人的两倍多。

黄豆

富含蛋白质,氨基酸的组成齐全,并含铁多。富含抗癌的微量元素。经常食用黄豆汤、豆浆、豆腐、豆腐干,能防癌抗癌。

大蒜

富含蒜素和硒等微量元素,经常食用有防癌、抗癌、杀菌、抗菌作用。大蒜有"地里长出的青霉素"之称。

薏苡仁

这是一种常用的中药,含有蛋白质、脂肪、维生素B_1、糖类、氨基酸等多种人体所需的营养物质,具有抗肿瘤、利尿、消肿、抗炎、降血糖、增强机体免疫力的作用,能抑制癌细胞繁殖。

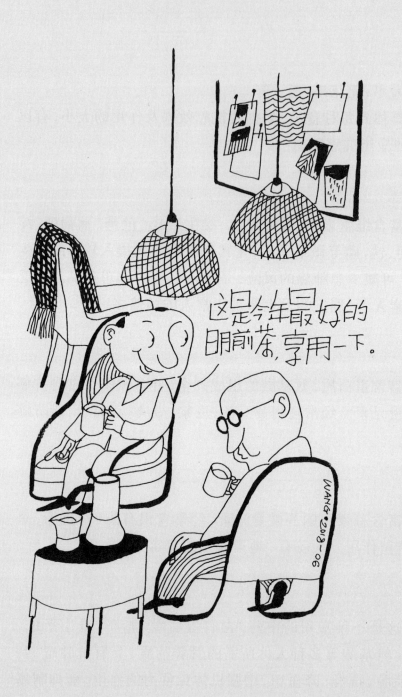

猴头菇

它属菌类食品，能利五脏、助消化，常食能增强机体免疫力，延缓衰老，从中提取的多肽类物质，对消化系统的肿瘤有抑制作用，并能改善人体健康状况。

草莓、葡萄、樱桃

富含排毒物质，有利于抑制和消灭血液中的癌细胞。

水

水是生命之源，人体每天排出的水（汗、尿）和补进的水基本平衡。每天喝足8杯水，能使人体免疫功能健全，减少癌细胞生存、扩散的条件，并能有效地抑制、预防膀胱癌。

玉米、荞麦、莜麦

含有人体所需的维生素、膳食纤维、微量元素，易被人体吸收，并含有抑制癌细胞增殖的成分，多食可加速肠蠕动，排除大肠癌因子，降低胆固醇的吸收。

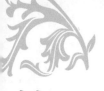
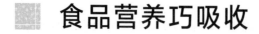

食品营养巧吸收

四"不当"防营养流失

采购不当

以粮食为例,目前人们选购的粮食主要以精米、精粉为主,而粮食中的B族维生素、矿物质和膳食纤维主要集中在粮食的外壳和胚芽中,经过精加工后,精白米比普通大米减少的脂肪达65%、蛋白质16%、维生素B_1 77%、维生素B_2 80%、烟酸(维生素B_3)81%、维生素B_6 71%、维生素E 86%、泛酸50%、叶酸67%,铁、钙等矿物质几乎全部损失。精白面粉与全麦粉相比,损失的钙达60%、铁76%、锌78%、镁85%、铜68%,参与胰岛素合成的铬离子减少98%。精白粉中的膳食纤维只及标准粉的25%。因此,常吃白米和白面粉很容易缺乏多种营养素。

清洗不当

1. 菜叶丢弃

菜的外叶的口味不如菜心,而蔬菜的外叶及一般人不吃的莴笋叶、芹菜叶的营养素含量大大高于菜心,如莴笋叶中的胡萝卜素的含量就比莴笋茎高很多。

2. 先切后洗

有的人为了方便,在清洗蔬菜时先将菜切小,再放入水中清洗,其实,这种方法会使蔬菜中的很多营养素通过切口流失在水中。例如,叶菜切后浸泡10分钟,维生素C会损失18%～20%,浸泡时间越长流失得越多。蔬菜最好用不锈钢刀切小,因为一般菜刀中的铁会破坏蔬菜中的维生素C。

3. 米淘洗过度

据实验证明,淘洗一次大米,损失维生素B_1 40%～60%、维生素B_2 23%、烟酸25%、矿物质70%以上,且淘洗次数越多,浸泡时间越长,水温越高,维生素损失越多。因此,需根据米的清洁度适当淘洗,且不要长时间浸泡,不要用力搓,也不要用热水烫洗。

食品营养损失 ▼

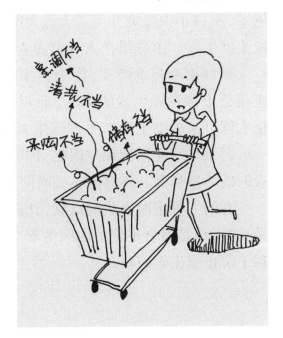

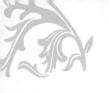

储存不当

任何食品储存时间越长，营养素丧失也越多，即使是放在冷冻的条件下也不例外。例如鱼在零下18℃放3个月，维生素E和维生素A会减少30%左右。绿色蔬菜在夏天的室温下放24小时，其中的维生素C会下降到零，同时蔬菜中有害的亚硝酸盐会明显增加，对人体会造成潜在的危害。

有的人一次购买很多鱼、肉，吃不完就放在冰箱里冷冻，下次吃时先解冻，将多余的再冻结，经过反复解冻的鱼、肉不但口味变差，营养素也会明显降低，还会产生一定的毒素。若用热水解冻，损失的营养素会更多。

烹调不当

蔬菜在高温的条件下加工的时间越长，维生素破坏得越多，所以小火慢炖并不适合蔬菜的加工，而用急火快炒可减少维生素C、B族维生素等营养素的破坏。

最好用净化水烧菜，因为自来水中的重金属离子会加速蔬菜中多种维生素的破坏，而用除去了金属离子后的净化水就可减少维生素C、B族维生素、叶酸等的损失。

蔬菜尽可能做到现炒现吃，因为存放的时间越长，维生素的破坏率越高。还有避免长时间保温和多次加热。

有的人炒菜时喜欢加点碱，让蔬菜的颜色更鲜艳，并容易烧酥，但是碱会把菜中的维生素全部破坏，若放点醋则有利于防止维生素破坏。

老年人饮食原则

合理搭配

注意食物选择,合理搭配主、副食,粗细兼顾,同时要不偏食,不挑食。

饮食清淡

过于油腻的食物很难消化吸收,不适合中老年人的消化生理特点。清淡的食物可以有效地预防心脑血管疾病的发生。

合理烹调

针对中老年人消化功能减退的特点,应采用煮、炖、熬、蒸等烹调方法,将食物加工得软而烂,同时注意食物的色、香、味、形,以刺激食欲。

饮食有节

忌暴饮暴食,尤其晚餐不宜过饱,否则会使膈肌上升,影响心肌供血;忌过度饮酒,少量饮酒可促进血液循环,但过度饮酒会伤身;控制热量和高脂肪食品的摄入。

少食多餐

针对中老年人的生理特征,除了保证一日三餐外,还应当在晨起、餐前或睡前安排少许低热量食物,以适应肝糖原储备减少、消化吸收能力降低等生理特点。

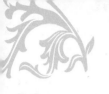

进食防老抗衰的食物

在保证合理膳食的前提下，可以进食一定数量的滋补健身和抗衰老食物，以促进机体的健康。

少吃咸

长期高盐饮食会引起高血压，易患胃病包括胃癌，会增加骨质疏松的发病率，容易导致皮肤衰老。健康人通过饮食摄取的最佳盐量，每人每日不宜超过6克。在日常生活中，应养成良好的饮食习惯，不吃或少吃盐腌食品，改变烹调方法，减少食盐调味食物的摄入，有条件的可选用低钠、高钾、富硒的保健盐。

多喝水

老年人的血液黏稠度增高，适量增加饮水能降低血液黏稠度，防止心脑血管疾病的发生。

保持适量蛋白质

蛋白质是人体生命活动的基础物质，是人体组织的重要成分。由于人体蛋白质每天都在消耗，所以每天摄入的蛋白质应保持平衡。

适量补钙

多吃钙质丰富的食物，如牛奶、海带、豆制品及新鲜蔬菜和水果，对预防骨质疏松、贫血和降低胆固醇等都有很好的作用。

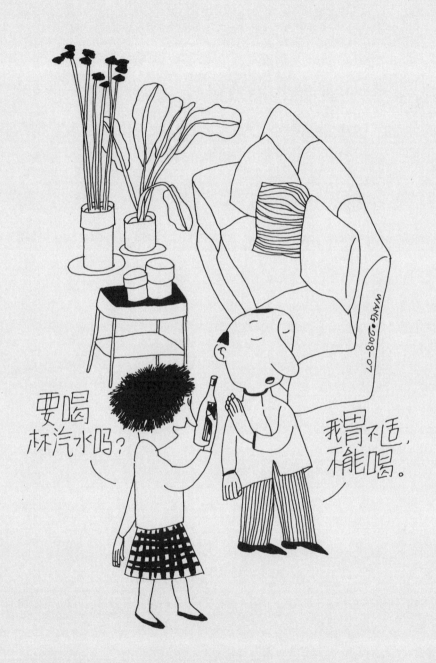

第二篇

中医养生

适时·顺应

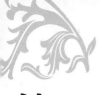

■ "四气"食物

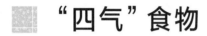

食物分为"四气"

中医对食物的分类跟中药的分类一样,把食物分为"热、温、凉、寒"不同的性质,中医称之为"四气"或"四性",这种食物分类法是中医学理论所特有的。中国古人很早就有用食物来防病保健的观念,这种食疗、药疗并重的思想对后人的影响很大。因为很多常用的治疗疾病的中药就是日常食用的食物,所以中医治病就有"药食同源"的说法,认为食物与中药都具有相同的特性,跟治病有密切的关联,也就形成了中国的传统文化之一——食疗。

食物的"四气"性质主要依人体吃了这种食物后所产生的影响或反应来决定,它是一种人类经验的累积,现尚无法用科学的方法来定性或定量。例如,人们喝下一杯烈酒或是吃了辣椒以后,就会感觉到全身开始热烘烘起来,由此可知酒与辣椒均是"热"性的食物;又如在冬天吃羊肉后会感觉全身暖和,可以祛寒,而在夏天吃羊肉后,就会上火,使人口干舌燥、喉咙发紧、口舌生疮，由这种身体的体验，古人就把羊肉归于"热"性食物。再如在大热天满身大汗时吃片西瓜，会令人全身凉爽、暑意全消，以这种身体的感觉，古人就把西瓜归于"寒"性食物。

此外，中医认为食物可以防治疾病，所以食物的"四气"性质还可以由食物所对应防治的疾病来分类。中医把疾病的性质分为"寒证"或"热证"。"寒证"的主要证候为手脚冰冷、怕冷、口不渴、喜欢喝热的东西、小便透明且量多、大便稀薄而不臭、面色苍白、精神萎靡不振、新陈代谢率低下，常见于慢性病。"热证"的主要证候为发热、怕热、口渴、喜欢喝冷的东西、小便色黄或红且量少、大便秘结、面色红、烦躁、新陈代谢率增加，常见于急性病或人体有病毒、细菌感染等情况。

凡是适用于寒证的食物就被归类于"热"性食物，由此可知给慢性病患者进补的补品大都为热性的食物；反之适用于热证的食物就被归类于"寒"性食物，例如发烧时可以喝西瓜汁来退烧，由此可知西瓜为寒性的食物。

食物的"热、温、凉、寒"对人体的影响只是程度上的差异而已，凉性和寒性，温性和热性，在作用上有一定同性，只是在作用大小方面稍有差别，"热"大于"温"，"寒"大于"凉"，不过这个界限不明显，常有同一种食物有时被归于"热"性，有时又被归于"温"性，所以不必拘泥于字义，只要知道所要吃的食物是属于温热类食物或寒凉类食物即可。

有些食物的性质比较平和，介于寒凉与温热之间，任何体质与寒证、热证的患者都可食用，这类食物就被归于"平"性。但根据"四气"的分类，绝对的"平"性食物是不

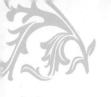

存在的,这类食物仍有略偏于"温"或略偏于"凉"的不同,所以此类食物的属性分歧最多,例如白萝卜、猪肉、苹果、豆浆等食物,有的将其归于"平"性食物,有的就归于"凉"性食物,由此分析,这些食物应该还是有点偏"凉"的。类似的例子还有牛肉、鸡肉、甘薯等,既可属于"平"性又可属于"温"性。

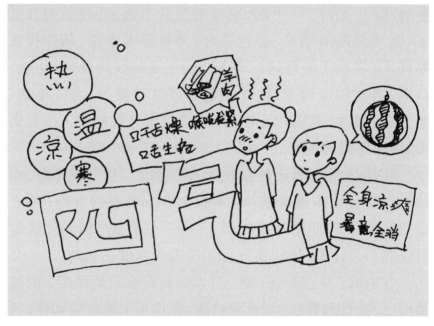

▲ 食物的"四性"

另外,食物的加工和食用方法也会影响食物的"四性"。如食物用火处理过,其性质也会偏向热性,所以经烧、烘、炒、爆、煎、炸、烤处理过的食物多燥热。像花生为平性食物,可是我们平时所吃的花生米如是炒过或油炸过的,就是热性的食物。白萝卜、蜂蜜如果生吃为凉性的食物,可是熟食就变为温性的食物。

认识寒凉性食物

寒性食物主要有：豆豉、酱类、苦瓜、藕、食盐、酱油、蕨菜、荸荠、紫菜、海藻、海带、竹笋、猪肠、桑葚、蛏肉、白菜、冬瓜、黄瓜、田螺、小米、绿豆、绿豆芽、番茄、茄子、螃蟹、粉丝、香瓜、西瓜、梨、香蕉、奇异果、芒果、柿子、荸荠、甜瓜、柚子、甘蔗等。

凉性食物主要有：大麦、绿豆、小麦、薏苡仁、荞麦、豆腐、茄子、白萝卜、冬瓜、丝瓜、油菜、菠菜、芹菜、槐花、菱角、茶叶、蘑菇、猪皮、鸭蛋、玉米、菜花、柑橘、香蕉、桑葚、柿子、苹果、枇杷、橙子、芒果等。

寒凉性食物的作用主要是疏散风热、清热泻火、凉血解毒、平肝潜阳等，对生理机能具有镇静及清凉消炎的作用。适用于热性体质和病证（阳胜或阴虚），可改善失眠、肿胀及炎症。

认识平性食物

平性食物主要有：豌豆、黑大豆、赤小豆、蚕豆、黄豆、粳米、玉米、白薯、马铃薯、洋葱、藕、黄花菜、荠菜、香椿、茼蒿、圆白菜、芋头、扁豆、胡萝卜、白菜、百合、木耳、香菇、黑芝麻、榛子、南瓜子、花生、莲子、桃仁、猪肉、牛肉、鹅肉、白鸭肉、鹌鹑蛋、蜂蜜、燕窝、鸡蛋、鹅蛋、牛奶、白砂糖、黄鱼、泥鳅、鲳鱼、青鱼、鲫鱼、鲤鱼、龟肉、鳖肉、海蜇、大米、乌贼、橄榄、无花果、李子、柠檬、番石榴、菠萝、柳橙、甘蔗、木

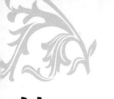

瓜、梅子、草莓等。

平性食物的性质介于寒凉和温热性质食物之间，具有健脾、开胃、补益身体的作用。适合于一般体质，寒凉、热性病症的患者都可选用，适宜虚不受损、实不敢泻的人。平性食物多为一般营养保健之品。

认识温热性食物

温性食物主要有：高粱、糯米、韭菜、茴香、芥末、生姜、葱、芥菜、芫荽、大蒜、南瓜、木瓜、薤白、醋、栗子、大枣、猫肉、鸡肉、雀、鳝鱼、虾、淡菜、鲥鱼、鲢鱼、海参、羊乳、鹅蛋、乌龟、核桃、葡萄、苹果、桃、菠萝、龙眼、甘蔗、乌梅、杏子、杏仁、樱桃、石榴、乌梅、荔枝、芒果等。

热性食物主要有：芥子、鳟鱼、肉桂、辣椒、花椒、胡椒、生姜、葱白、芫荽、红茶、酒类、醋、咖啡、奶酪、火腿、肥肉类、肉肠、羊肉、菠菜、鹿肉、熊掌、羊肉、狗肉、猪肝、猪肚、大枣、山楂、樱桃、石榴、荔枝、青果、榴梿、木瓜、橘、柑、白果、椰子等。

温热性食物的主要作用是温里散寒、助阳益火、活血通络、行气解郁、芳香开窍等。适用于寒性体质和病证（阴盛或阳虚），可改善其衰退沉滞、贫血萎缩的机能。

"五味"食物

食物分为"五味"

食物的"五味"是从药物的"五味"转化借用的，即指食物所含的酸、苦、甘、辛、咸五种味道。另外，有淡与涩两种味道，古人认为"淡味从甘，涩味从酸"，所以没有单独列出来，统以"五味"称之。

食物的"五味"不仅代表食物的真实味道，也是食物疗效的归纳和概括。中医中的"五味"不是单纯地指味道，而是指食物、药材的各种不同的功效，即"辛散，酸收，甘缓，苦坚，咸软"。"五味"是中药学基本理论的组成部分，是中医用以解释、归纳中药药理作用和指导临床用药的理论根据之一。《黄帝内经》中记载，"酸入肝，苦入心，甘入脾，辛入肺，咸入肾"。

"味"的确定最初是依据药物的真实滋味，如黄连、黄柏之苦；甘草、枸杞之甘；桂枝、川芎之辛；乌梅、木瓜之酸；芒硝、食盐之咸等。后来将药物的滋味与作用相联系，

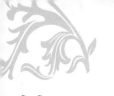

并以"味"解释和归纳药物的作用。而提出"五味"的概念，仅是一种归类方式，是给食物、药材的功效定义个代表符号，以便于更简洁地指明某种效用，而并不是单纯指舌头感知的味道，只不过这五个"符号"与食物的实际味道更接近，而更易于记忆，但绝不是同味道的必然关系。比如栗，"五味"属咸，而实际味道甜；灵芝"五味"属甘，而味道反而有些苦。

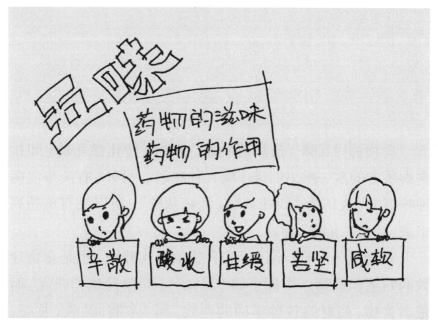

▲　食物的"五味"

随着用药实践的发展，对药物作用的认识不断丰富，一些药物的作用很难用其滋味来解释，因而采用了以作用推定其味的方法。例如，葛根、皂角刺并无辛味，但前者有解表散邪作用，常用于治疗表证；后者有消痈散结作用，常用于痈疽疮毒初起或脓成不溃之证。两者的作用皆与"辛能散、能行"有关,故皆标以辛味。磁石并无咸味,因其能入肾潜镇浮阳,而肾在五行属水与咸相应,磁石因之而标以咸味。

由此可知,确定味的主要依据,一是药物的滋味,二是药物的作用。由于药物滋味和作用并无本质联系,两者之间并无严格的对应关系,因而从古至今,"五味"学说在理论上和实际运用中出现不少分歧和混乱也就在所难免了。

"五味"食物面面观

酸味食物

食物的酸味是由有机酸产生的,《本草备要》中说:"酸温散瘀解毒,下气消食,开胃气,散水气。治心腹血气疼、产后血晕、痰癖、黄疸痈肿、口舌生疮、损伤积血、谷鱼菜蕈诸虫毒。"也就是说,经常吃酸味食物可增强肝脏功能,并能抑制胃酸,增进食欲,促进食物的消化,还能解毒,抗菌,抗病毒,抗原虫等。不过中医认为,脾主肌肉及四肢,开窍于口,其华在唇。味过酸会伤脾,脾伤可以使皮肤皱缩坚硬,皮肉增厚,唇口染褐,故患筋病者忌酸。过食酸味食品也会使消化功能紊乱。

酸味食物主要有:番茄、柠檬、草莓、乌梅、葡萄、山楂、菠萝、芒果、猕猴桃、青苹果、橘子、酸枣、话梅、樱桃、杨梅、石榴等。

"酸入肝"是指吃酸味食物或药物可以养肝。"养肝"指的是通过"滋肝阴,养肝血",达到柔肝、调肝的意思。只

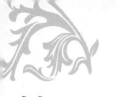

有肝阴、肝血充足了，肝脏的各项生理功能方可正常发挥。腹胀、食欲不振、水肿、月经不调、眼睛不适等症，往往从肝论治。

在日常饮食中，可以适当进食一些酸味食品，如山楂、橘子、葡萄等，在进餐或做某些菜肴时，依需要和习惯适当加点醋也可以起到一定的作用。

值得注意的是，酸味食物并不是一年四季都适宜吃。春季肝气旺盛，由于酸味食品会使肝气过盛而损害脾胃，所以要少吃。而秋季万物收敛，应"减辛增酸，以养肝气"，此时增加酸味的摄入以顺应秋季的敛纳之气。

如果咳嗽有痰，或有腹泻及排尿不畅等，就不宜食用酸味食物，因为酸味有"收敛""凝滞"作用，不利于病邪的排出。此外，血糖较高，或有消化性溃疡、胃酸过多的患者，也不适宜食用酸味食物。

苦味食物

苦味食物能刺激舌头的味蕾，激活味觉神经，也能刺激唾液腺，增进唾液分泌；还能刺激胃液和胆汁的分泌。这一系列作用结合起来，便会增进食欲、促进消化，对增强体质、提高免疫力有益。

苦味食物可使肠道内的细菌保持正常的平衡状态。这种抑制有害菌、帮助有益菌的功能，有助于肠道发挥功能，尤其是肠道和骨髓的造血功能。

苦味食物还可泄热、排毒。祖国医学认为，苦味属阴，有疏泄作用，对于由内热过盛引发的烦躁不安有泄热宁神的作用。泄热、通便不仅可以退烧，还能使体内毒素随大、小便排出体外，使人不生疮疖，少患其他疾病。

现代科学研究已经证明，苦味食物对健康有益。因苦味在调味助消化和改善人体生理功能方面有着独特的作用，由于人舌面的味蕾对苦味敏感，所以当发生味觉减退、消化不良、食欲不振、甚至腹泻等消化功能障碍时，苦味食物都有一定的治疗作用，并能使其恢复健康。

苦味食物主要有：苦瓜、柚子、莴苣、芫荽、白果、莲子、莴笋、生菜、芹菜、茴香、萝卜叶、苜蓿、曲菜、苔菜、杏、荸荠、杏仁、黑枣、薄荷叶等。

甘味食物

甘味食物具有补肝益肾，补虚止痛，缓和药性，调和脾胃的作用。能健脾益气、强壮肌肉，适用于身体虚弱、食欲不振、消化不良、久痢泄泻等脾胃功能不好的人群。

甘味食物主要有：大枣、山药、大米、糯米、高粱、薏苡仁、豇豆、扁豆、黄豆、甘蓝、菠菜、胡萝卜、芋头、红薯、土豆、南瓜、黑木耳、香菇、龙眼。

辛味食物

辛味食物有发散、行气、行血等作用，可用于治疗感冒表证及寒凝疼痛病症。辛味食物可缓和肌肉关节疼痛、偏头痛等。辛味食物大多发散，易伤津液，食用时要防止过量。食用过量会导致便秘，火气大或长青春痘等症状发生。

同是辛味食物，有属于热性的，也有属于寒性的，如生姜辛而热，适宜于恶风寒、骨节酸痛、鼻塞流清涕、舌苔薄白、脉浮紧的风寒感冒病症；豆豉辛而寒，适宜于身热、怕风、汗出、头胀痛、咳嗽痰稠、口干咽痛、苔黄、脉浮数的风热病症。

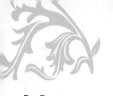

辛味食物主要有：葱、姜、蒜、韭菜、芫荽、洋葱、芹菜、辣椒、花椒、茴香、豆豉等。

咸味食物

咸味食物有软坚、散结、泻下、通便、补益阴血、温补肝肾的作用，可用于治疗瘰疬、痰核、痞块、热结便秘、阴血亏虚等病症。但食用过量会造成高血压等心血管疾病，中风患者也应节制摄取。

咸味食物主要有：核桃、小米、大麦、海带、海蜇、海参、猪肉等。

五味与五脏

中医认为，五味除了各自具有不同的功效之外，还和人体的五脏具有密切的关系。《黄帝内经》中有记载：食物的酸味与肝相应，有增强肝脏的功能；苦味与心相应，可增强心的功能；甘味与脾相应，可增强脾的功能；辛味与肺相应，可增强肺的功能；咸味与肾相应，可增强肾的功能。具体来说，酸味可以入肝，苦味可以入心，甘味可以入脾，辛味可以入肺，咸味可以入肾。

各类食物与五脏的滋补关系主要有：

酸生肝

酸味食物有增强消化功能和保护肝脏的作用，常吃不仅可以助消化，杀灭胃肠道内的病菌，还有防感冒、降血压、软化血管之功效。以酸味为主的乌梅、山萸肉、石榴、番茄、山楂、橙子均富含维生素C,可防癌、抗衰老,防治动脉硬化。

苦生心

古有良药苦口之说,中医认为苦味食物能泄、能燥、能坚阴,具有除湿和利尿的作用。像橘皮、苦杏仁、苦瓜、百合等,常吃能防止毒素的积累,防治各种疮症。

甘入脾

性甘的食物可以补养气血,补充热量,解除疲劳,调胃解毒,还具有缓解痉挛等作用,如红糖、龙眼、蜂蜜、米面食品等都是补甘食物的不错选择。

辛入肺

中医认为辛味食物有发汗、理气之功效。人们常吃的葱、蒜、姜、辣椒、胡椒等均是以辛味为主的食物,这些食物既能保护血管、又可调理气血、疏通经络,经常食用,可预防风寒感冒。但患有痔疮便秘、神经衰弱者不宜食用。

咸入肾

咸为五味之冠,百吃不厌。中医认为咸味食物有调节人体细胞和血液渗透、保持正常代谢的功效。咸味有泻下、软坚、散结和补益阴血等作用,如盐、海带、紫菜、海蜇等属于优质的咸味食物。

但是,在选择食物时,必须五味调和,这样才有利于健康;若五味过偏,会引起疾病的发生。如:酸味太过容易造成肝气太旺而克制脾胃功能(木克土);苦味太过又很容易

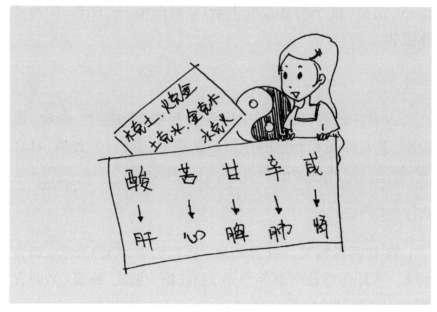

▲ 五味与五脏的联系

造成心火太旺而克制肺气（火克金）；甘味太过很容易造成脾胃过旺而克制肾气（土克水）；辛味太过容易造成肺气过盛而克制肝气（金克木）；咸味过多很容易造成肾气过盛而克制心气（水克火）。

四季饮食要点

一年四季，春夏秋冬，气候周而复始的变化，对人的机体有一定的影响，因此在饮食上也要顺应四季的变化，灵活掌握饮食养生方法。

春 季 养 肝

春季饮食以养肝为主，忌生冷油腻之品，春季为肝气旺盛之时，不宜多食酸味食品，以免使肝气过盛而损害脾胃。宜吃疏泄清散食物，主食中选择高热量的食物，保证充足的优质蛋白质，保证充足的维生素。

早春时节为冬春交换之时，气温仍然寒冷，人体内消耗的热量较多，所以宜进食偏于温热的食物。饮食原则为选择热量较高的主食，并注意补充足够的蛋白质。饮食中除米面杂粮之外，可增加一些豆类、花生、乳制品等。

春季中期为天气变化较大之时，气温骤冷骤热，变化较大，可以参照早春时节的饮食进行。在气温较高时可增加

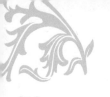

青菜的食用量,减少肉类的食用。

春季晚期为春夏交换之时,气温偏热,所以宜进食清淡的食物。饮食原则为选择清淡的食物,并注意补充足够维生素,如饮食中应适当增加青菜。

夏季养胃

夏季要注意健脾养胃,莫使脾胃困湿,影响水谷精气升化。宜吃清凉去暑少油食物,饮食以清淡为主,保证充足维生素,保证充足的无机盐,适量补充蛋白质。

由于夏季炎热而出汗多,体内丢失的水分多,脾胃消化功能较差,所以多进稀食是夏季饮食养生的重要方法。如早、晚进餐时食粥,午餐时喝汤,这样既能生津止渴、清凉解暑,又能补养身体。在煮粥时加些荷叶,成荷叶粥,味道清香,粥中略有苦味,有醒脾开胃、消解暑热、养胃清肠、生津止渴的作用。在煮粥时加些绿豆或单用绿豆煮汤,有消暑止渴,清热解毒,生津利尿等作用。

夏季的营养消耗较大,而天气炎热又影响人的食欲,所以要注意多补充优质的蛋白质,如鱼、瘦肉、蛋、奶和豆类等营养物质;多吃些新鲜蔬菜和水果,如番茄、青椒、冬瓜、西瓜、杨梅、甜瓜、桃、李、梨等,以获得充足的维生素;补充足够的水分和无机盐(如钠、钾、钙等),特别是要注意钾的补充,豆类或豆制品、香菇、水果、蔬菜等都是钾的很好来源;多吃些清热利湿的食物,如西瓜、苦瓜、桃、乌梅、草莓、番茄、黄瓜、绿豆等。

夏季特别要注意多饮水,以补充机体因出汗造成的水

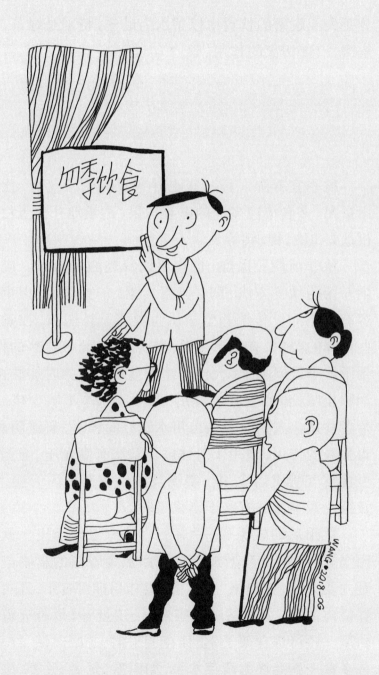

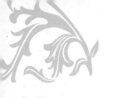
分丢失。解暑的饮料中以茶水为最佳,特别是绿茶,有消暑解渴,清热泻火的作用。

秋 季 养 肺

秋季宜养肺润肺。宜吃甘寒养阴生津食物,饮食要荤素搭配,多食清凉多汁的蔬菜水果,适量地补充蛋白质和无机盐(如钠、钾、钙等)。

秋季前期较温燥,饮食要以清热滋润为主。应坚持二粥一汤的饮食方法,即早晚餐食粥,午餐喝汤,但粥汤的内容有所不同。传统养生学认为燥邪最易伤肺,在煮粥时加些切碎的梨块,有生津止渴,滋阴润燥,止咳化痰的作用,适用于秋季口燥咽干,大便干结者食用。煮粥时加些百合,有润肺止咳,养心安神的作用,适用于秋季干咳少痰,失眠多梦者食用。煮粥时加些已用水发好的银耳,有滋阴润肺,养胃强身的作用,适用于身体虚弱及患有高血压、血脂异常及慢性支气管炎者食用。羹汤类则以番茄蛋汤为佳,蛋白质及维生素丰富并有利于消化吸收。

秋季后期较凉燥,饮食要以祛寒滋润为主。饮食除滋阴润燥外,应适当增加蛋白质和热量较高的食物。食粥仍是主要方法,如梨粥、百合粥、银耳粥都可食用,还可增加一些瘦肉粥类,如煮粥时加些瘦肉、皮蛋等,以补充消耗的蛋白质。还可进食栗子粥、桂花莲子粥、龙眼肉粥、红枣粥等,并多食一些温性的蔬菜水果,如南瓜、葱姜、芫荽、桃、杏、大枣、荔枝、乌梅等。

冬 季 养 阴

冬季要注意敛阳养阴。宜吃祛寒温里滋补食物,适量进食高热量的食物,增加温热性食物的摄取,补充足够的维生素和矿物质。

传统养生学认为,寒为冬季之主气,养生的原则为避寒就暖,敛阳护阴,以收藏为本,是一年四季之中进补的最好时节。现代医学也认为,人体在冬季时受到寒冷天气的影响,甲状腺、肾上腺等内分泌腺的分泌功能增强,以促进机体产生热量抵御寒冷。冬季应多进食一些五谷杂粮,同时补充足够的蛋白质、维生素、矿物质和适量的脂肪。传统养生学认为,应多食用一些偏于温热性的食物,特别是能够温补肾阳的饮食,以增强机体的御寒能力。可食羊肉、狗肉、牛肉、虾、辣椒、红枣、胡萝卜等,这些食物可增强抗寒能力,减少感冒的发生。

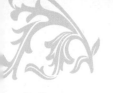

食物相克话真相

食物相克及其诱因

食物相克是中医食疗的一种说法，在现代营养或相关学科专著中并无"食物相克"一词。在我国东汉时代的大医学家张仲景的《金匮要略》一书中，提到有48组食物不能放在一起吃，如螃蟹与柿子、葱与蜂蜜、甲鱼与苋菜等，这些说法并非完全没有道理。

比如说流传最广的"螃蟹与柿子相克"，螃蟹与柿子都属寒性食物，如果两者同食，双倍的寒凉易损伤脾胃，体质虚寒者反应愈加明显。而从医学营养学来说，螃蟹中的蛋白质是比较多的，而柿子中的鞣酸也很多。当蛋白质碰到鞣酸就会凝固变成鞣酸蛋白，不易被机体消化并且使食物滞留于肠内发酵，继而出现呕吐、腹痛、腹泻等类似食物中毒的现象。

其实，从几组相克食物中可以看出，食物相克其实是由于人们混食两种或两种以上性状相反的食物所产生的一种肠胃道不良反应症状,而要产生所谓的食物中毒或食物不良反应,一般都是由于单纯并且大量食用两种性状相反的食物而引起的。从现代营养学分析,这主要是由以下三种情况导致的:

1. 营养物质在吸收代谢过程中发生拮抗作用互相排斥,使一方阻碍另一方的吸收或存留。如钙与磷、钙与锌、草酸与铁等。又如豆腐不宜与菠菜同吃,这是因为菠菜中含有草酸较多,易与豆腐中的钙结合生成不溶性钙盐,不能被人体吸收,但并无临床症状出现。当然,如将菠菜在开水中先氽烫一下,以破坏掉菠菜中的草酸,也就可以用菠菜烧豆腐了,并成为是一道家常名菜。

2. 在消化吸收或代谢过程中,进行不利于机体的分解、化合,产生有害物质或有毒物者,如维生素C或富含维生素C的食物与河虾同食过量,可能使河虾体中本来无毒的五价砷,还原为有毒的三价砷,而引起一定的砷中毒现象。

3. 在机体内共同产生寒凉之性或属温热之性,同属滋腻之性或同属于火燥之性的食物。如大量食用大寒与大热、滋阴与壮阳的食物,较易引起机体不良的生理反应。

所以,食物相克其实就是一种食物拮抗作用。食物的拮抗作用在消化吸收与代谢过程中,将会降低食物中营养物质的吸收利用率,久而久之导致体内某些营养素的缺乏,产生相应的营养缺乏症,继而影响到机体的正常功能及其新陈代谢。

因此,根据有关医学理论分析、中医辨证论治,以及个别患者的肠、胃道反应症状说明,在人们日常饮食中的确存在食物相克现象,这并不是无稽之谈。

不同食物中的各种营养素或化学成分在人体消化、吸

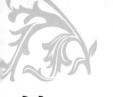

收和代谢过程中确实存在相互影响，其结果是影响某些营养物质的吸收与利用。然而，也有研究人员从众多的相克食物中，选择了混合进食机会较多的相克食物，如"花生与黄瓜""牛肉与栗子""蜂蜜与葱蒜"等，作了动物实验和人体实验观察，结果并没有发现中毒现象。由此看来，人们只要在日常膳食中注重粗细搭配、荤素搭配、多样搭配的平衡膳食，而不是固定不变地偏食、暴食某几种食物，一般不会发生食物相克现象。

另外，某种营养素偶然增多或减少，打破了与其他营养素之间的平衡只是暂时的，机体完全可以通过其他途径如动用储备、减少排泄、增加代谢效率来保证器官功能的正常。所以，健康的人在平衡膳食的原则下，各种食物的相互搭配可以随心所欲。

▼ 食物的相宜相克

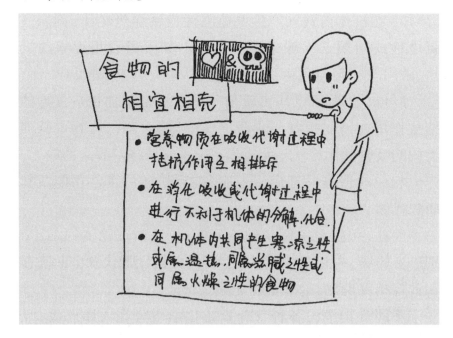

但如果人体的健康本身有问题，特别是存在营养缺乏或患有营养相关性疾病的患者，则应有目的和针对性注意避免一些不合理的食物搭配和选择，否则不利于身体的康复。

综上所述，我们了解了食物相克的一般现象，以及各种食物之间可能存在的一些制约关系，有利于在家庭日常食物采购中趋利避害，通过科学合理的膳食安排，有效提高食物营养素在体内的生物利用率，促进食物在体内发挥更高的营养价值。

第三篇

起居保健

科学·合理

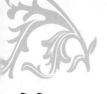

一日之计在于晨

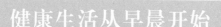
健康生活从早晨开始

　　一年之计在于春，一日之计在于晨。健康的生活应该从早晨开始，刷牙洗脸、吃早餐、做运动，起床后的每一个行动，每一个细节都可能会影响你的健康。

起床前赖床5分钟

　　人在夜间睡眠时，身体各系统处于半休眠状态，此时，人体的血压下降、心率减缓、尿量减少、代谢率降低、呼吸变慢。醒来后，各系统需要从半休眠状态逐渐转变为工作状态，如果马上起床，由于身体尚未适应，往往会出现头晕、恶心、心慌，甚至容易引发心脑血管疾病。所以，早晨醒来时不要立刻起床，应该先花费5分钟左右的时间赖床，侧卧并深呼吸、打哈欠、伸懒腰、活动四肢，然后再慢慢坐起、穿衣、下床。

早上起来喝白开水

人在整夜睡眠中未饮滴水,然而呼吸、排汗、泌尿却仍在进行中,这些生理活动要消耗许多水分。早晨起床如饮些白开水,可很快使血液得到稀释,纠正夜间的高渗性脱水。

用温水刷牙

用冷水或过热的水刷牙都不利于保护牙齿。这是因为过冷或过热的骤然刺激会影响牙齿和牙龈的正常代谢,甚至引起牙髓出血和痉挛。经常用冷水刷牙,易引发口腔疾病,缩短牙齿寿命。用35～39℃的温水刷牙、漱口最有利于保护牙齿。

用冷水、流动的水洗脸

用冷水洗脸可以增强脸部血液循环,增强抵抗力,提高皮肤弹性。洗脸时应使用流动的水,先把手洗净后再洗脸,这样可以使手上、脸上的脏东西随流动的水冲走,保持脸部的洁净卫生。洗脸后揩干时,应使用干毛巾,因为湿毛巾可能会成为各种微生物的滋生场所,用这种毛巾揩脸,脸就等于白洗了。

早餐时间宜在7时至9时

早餐应安排在醒后半小时以后再吃,7时至9时吃比较适宜,因为肠胃经过一整夜的休眠后也要有苏醒的时间,如果猛一进食,就有可能造成胃痉挛。人体消化食物时间为4个小时,如果早餐吃得太晚,还没消化完又到吃午饭时间了,会给胃造成负担。

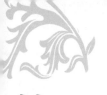

早餐营养要求

早餐是一天中最重要的一餐,营养健康的早餐应该包括丰富的优质蛋白质、各种矿物质和维生素,具体操作时有一个重要指标,就是应该包括粮谷类、蛋白质和蔬菜水果三大必需品,同时,早餐坚决不主张油腻,因为高脂肪食品会导致大脑供血不足,影响孩子和脑力劳动者工作的准确性。

清晨饮水益处多

补充水分

人体在夜晚睡觉的时候,从尿、皮肤、呼吸中消耗了大量的水分,一个晚上人体流失的水分约有450毫升,早晨起床后人体会处于一种生理性缺水的状态。晨起喝水可以补充身体代谢失去的水分。

防止便秘

清晨起床后饮水还能刺激胃肠的蠕动,湿润肠道,软化大便,促进大便的排泄,防止便秘。

冲刷肠胃

早上起床后胃肠已经排空,这时喝水可以洗涤清洁肠胃,冲淡胃酸,减轻胃的刺激,使胃肠保持最佳的状态。

促进血液循环

起床后喝的水会很快被肠黏膜吸收进入血液,可有效地增加血容量,稀释血液,降低血液黏稠度,促进血液循环,防止心脏血管疾病的发生,还能让人的大脑迅速恢复清醒状态。

美容养颜

早上起床后为身体补水,让水分迅速输送至全身,有助于排出体内毒素,滋润肌肤,让皮肤保持健康。

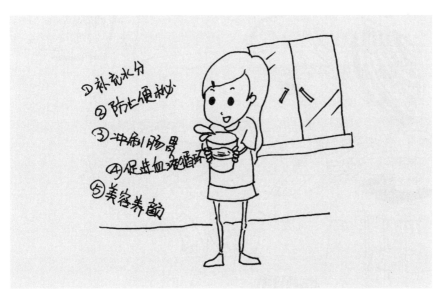

①补充水分
②防止便秘
③冲刷肠胃
④促进血液循环
⑤美容养颜

清晨饮水的益处 ▲

清晨喝水最好是空腹喝,也就是在吃早餐之前喝水,否则就起不到促进血液循环、冲刷肠胃等效果。最好小口小口地喝水,因为饮水速度过猛对身体是非常不利的,可能引起血压降低和脑水肿,导致头痛、恶心、呕吐。

清晨喝水的最佳选择是新鲜的白开水,因为白开水是天然状态的水经过多层净化处理后煮沸而来,水中的微生物已经在高温中被杀死,而开水中的钙、镁元素对身体健康

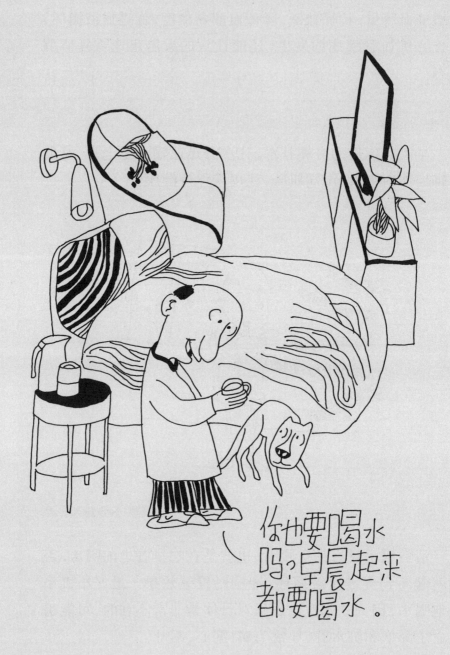

你也要喝水吗？早晨起来都要喝水。

是很有益的。有不少人认为晨起后喝淡盐水有利于身体健康，这种认识是错误的。因为喝盐水会增加血液高渗性脱水，不利于血液得到稀释，会令人更加口干。而且早晨是人体血压升高的第一个高峰，喝盐水会使血压更高。同样，早上起来的第一杯水最好不要喝果汁、可乐、汽水、咖啡、牛奶等饮料。汽水和可乐等碳酸饮料中大都含有柠檬酸，在代谢中会加速钙的排泄，降低血液中钙的含量，长期饮用会导致缺钙。而另一些饮料有利尿作用，清晨饮用非但不能有效补充机体缺少的水分，还会增加机体对水的需求，反而造成体内缺水。

有的人喜欢早上起床以后喝冰水，觉得这样最提神。其实，早上喝这样的水是不合时宜的，因为此时胃肠都已排空，过冷或过烫的水都会刺激到肠胃，引起胃肠不适。晨起喝与室温相同的开水最佳，天冷时可喝温开水，以尽量减少对胃肠的刺激。

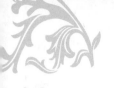

睡眠充足精神好

睡 眠 时 间

　　睡眠是一种生理现象，是维持生命的一个必不可少的环节。在睡眠时，机体的一切生命活动减速，处于休息、恢复和重新积累能量的状态。如果以每天睡眠8小时计算，人的一生有1/3的时间是在睡眠中度过的，睡眠的好坏，与人的心理和身体健康息息相关。长期睡眠不足，会加速神经细胞衰老、死亡，甚至会导致各重要器官及各系统功能的失调和代谢紊乱。

　　我国传统医学十分重视睡眠的作用，认为睡眠能消除疲劳，调节人体各种机能活动。现代医学则发现，人体只有在睡眠状态下，才会分泌生长激素。而生长激素在青少年期有利于生长发育，在成年及老年期则有利于人体的合成代谢，增强人体的各种组织强度，提高人体免疫功能，有显著的抗衰老功能。

　　但是，睡眠过多甚至长期卧床，却有损人体健康和寿命。据研究，一个人3个星期卧床不起所引起的人体机能损伤大致相当于经历30年的衰老情况。研究者认为长期卧床休息对身体造成的危害主要有：损失体液以及钠、钾、钙等元素，易出现血栓病；易患褥疮，呼吸困难，破坏内分泌系统，削弱免疫能力，食欲下降，出现便秘；易出现厌烦、焦躁、紧张等不良情绪。

人的睡眠时间与寿命长短有密切的关系。根据调查统计资料，每晚平均睡7～8小时的人，寿命最长。每天平均睡不到4小时的人，死亡率是前者的2倍。而每天睡10小时或10小时以上的人，有80%会短命。

每个人每天所需的睡眠时间差异很大，这与人的性格、健康状况、工作环境、劳动强度等许多因素有关，与每个人的睡眠习惯也有一定关系。评价睡眠质量好坏的标准，不是睡眠时间的长短，而在于看第二天的精神状态，只要第二天感觉精力充沛，没有觉得不舒服，这就表明睡眠质量高，是健康的睡眠。

睡 眠 质 量

睡眠质量也对人体健康和寿命有着重要影响。质量好的睡眠会使人精力充沛、精神振奋；而质量差的睡眠则会使人感到疲劳不堪、萎靡不振，并且由此引起食欲不振、血液循环不畅、血压不稳等。

影响睡眠质量的主要因素有：环境是否安静，空气是否清新，室温是否适当，床铺是否舒适，心情是否轻松，睡前是否饮用过刺激性饮料等。如果要提高睡眠质量，就需要从上面几点入手。

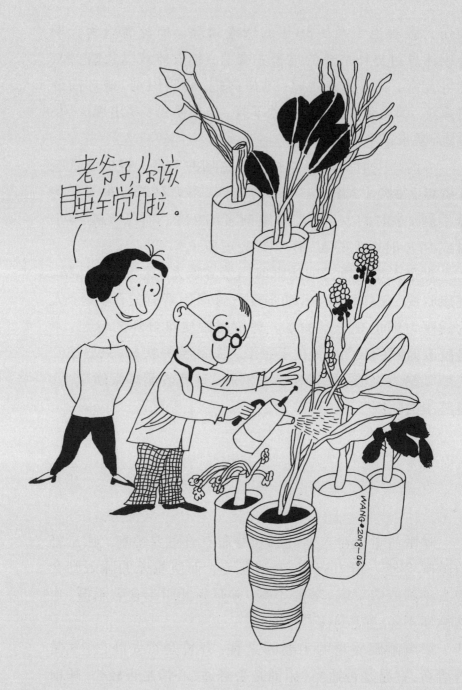

休闲放松宜保健

看电视时的保健

1. 不要饭后马上看电视。饭后人体内的血液都集中到消化器官，这时如果马上看电视，脑部就会分去大量的血液，这不仅会影响血液在消化器官内的运行，还会抑制消化腺的分泌功能，从而妨碍肠胃的正常工作，引起消化不良。

2. 人与电视机的距离要适当，屏幕对角线为22～30厘米的电视机，人与屏幕的距离应在1～1.4米；屏幕对角线为35～46厘米的电视机，人与屏幕的距离应在1.5～1.8米；屏幕对角线在50厘米以上的电视机，人与屏幕的距离应在2米以上。

3. 观看电视的座位最好偏离荧光屏正中线，这样可避免荧光屏强光刺激眼睛引起眼疲劳。

4. 在看电视时，应经常站起来稍微活动一下，以促进身体血液循环。如果久坐不动，会引起下肢静脉曲张和痔疮等疾病。

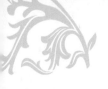

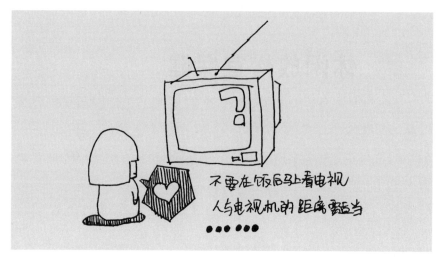

不要在饭后马上看电视
人与电视机的距离要适当
●●●●●●

▲ 看电视的保健知识

5. 如果看电视时间较长,每隔1小时应该休息一下,休息时最好做做眼睛按摩,以消除眼疲劳。

6. 不要躺在床上或沙发上看电视,以免引起斜视或肢体畸形。

7. 看电视时,心情不宜过分兴奋激动或抑郁悲伤。患有冠心病、高血压的人应少看或不看惊险类、激烈比赛的节目,以免冠心病急性发作或脑血管破裂。

8. 白天看电视时,最好用深色窗帘将窗户遮严;晚上看电视时,可在室内开一盏光线柔和的小灯,以免亮暗相差太大引起眼疲劳。

9. 电视机的亮度和对比度应调节恰当,过亮或过暗都会对眼睛造成不良影响。

10. 看完电视后,应洗净脸、手和皮肤裸露部分。因为电视开启时荧光屏会产生静电,对空气中的灰尘有吸附作用,使荧光屏周围空气中灰尘和微生物的含量大大增加,并会黏附在人体裸露在外的皮肤上。

使用电脑时的保健

当今社会,电脑已经成为我们最重要的一件生活办公用品,很难想象,如果没有了电脑,我们将如何工作、生活。但是,当我们享受着电脑带给我们的一切方便的同时,也不得不接受它在身心两方面对我们健康的威胁。所以,了解电脑"病",防治电脑"病",已经成为我们刻不容缓的事情。

免疫力下降

电脑的主机、显示器工作时会有相当多的电磁辐射,它会使空气发生电离作用,不断产生正电荷(正离子),长期处于正离子过多的环境中,正离子通过呼吸进入肺,然后随血液循环被输送到人体的各个组织,使人的血液、体液呈酸性,延缓身体正常的代谢功能,使毒素囤积在体内,使人失眠、免疫力下降。

皮肤过敏

处于开机状态的显示器周围会形成一个静电场,它会把空气中悬浮的灰尘吸入这个静电场中,从而使得坐在电脑前的人深陷在含有大量灰尘颗粒的空气中,集聚的灰尘可转射到脸部和手的皮肤裸露处,时间久了,易发生斑疹、色素沉着,严重者甚至会引起皮肤病变等。

干眼症

虽然肉眼无法看出来,但事实上显示器上的画面是一

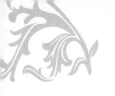

直在闪烁的。看显示器时，我们往往会长时间地盯着某一个点，很少眨眼，因此眼肌容易疲劳，眼黏膜发干，眼睛发红、发炎、疼痛。在电脑前不间断工作4小时后，几乎所有人的眼睛都会出现酸痛和沙眼的感觉。电脑工作者的工作环境密闭，环境中的湿度低，计算机不断散发热度，在干燥环境下，泪液层几秒钟就蒸发掉了，成为干眼症的重要诱因。

鼠标手

长期使用电脑键盘和鼠标，可能与一种称为腕关节综合征（鼠标手）的疾病挂上钩，出现食指或中指疼痛、麻木和拇指肌肉无力感，发展下去可能导致神经受损，进而引起手部肌肉萎缩。问题出在每天重复在键盘上打字或移动鼠标，手腕关节长期、密集、反复和过度活动，导致周围神经损伤或受压迫，使神经传导被阻断，从而造成手掌的感觉与运动发生障碍。另外，肘部经常低于手腕，而手高高地抬着，神经和肌腱经常被压迫，手就会开始发麻，手指失去灵活性，经常关节痛。手指频繁地用力，还会使手及相关部位的神经、肌肉因过度疲劳而受损，造成缺血、缺氧而出现麻木等一系列症状。

脑功能减弱

随着个人电脑的日益普及，人们正越来越多地受到记忆力减退的困扰，主要原因是他们对电脑依赖过度，从而使得自己的脑功能反而减弱。

颈、肩、腰部疼痛

如果使用电脑时高高地架着胳膊，低着头，并且在桌子下艰难地跷着二郎腿，那么，工作一段时间后人就会感到腰背酸痛,脖子和肩膀麻木,手臂也不灵活。如果长期采用不正确的坐姿,就可能患上颈腰椎病。

电脑抑郁症

长时间的电脑操作会使人形成"非此即彼"的思维定式,不习惯与人达成妥协和谅解,丧失自信,身心疲惫,以致工作难以展开。

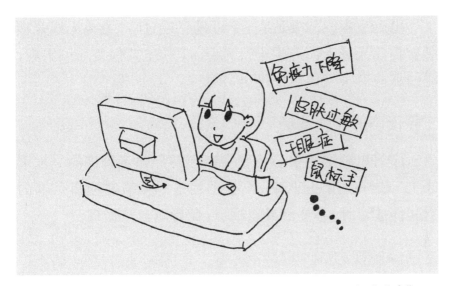

电脑"病" ▲

电脑躁狂症

由于对电脑过度依赖,所以当电脑出现故障后,会精神紧张,情绪烦躁、不安,甚至有对电脑"动武"的倾向,如通过用力敲打键盘、鼠标,大骂电脑,摔砸电脑等方式发泄怒火,有的还将不满情绪发泄在家人或同事身上。

为了避免"电脑病"给我们带来的严重影响,我们在日常使用电脑时要尽量做到以下几点:

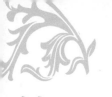

健康
管理

要增强自我保健意识

工作间隙注意适当休息，一般来说，电脑操作人员在连续工作1小时后应该休息10分钟左右。并且最好到操作室之外活动活动手脚与躯干。平时要加强体育锻炼，增强体能，要定期进行身体检查和自我心理测定。

注意改善工作环境

电脑室内光线要适宜，不可过亮或过暗，避免光线直接照射在荧光屏上而产生干扰光线，工作室要保持通风干爽，能使那些有害气体尽快排出。

注意正确的操作姿势

应将电脑屏幕中心位置安装在与操作者胸部同一水平线上，最好使用可以调节高低的椅子。坐着时应有足够的空间伸放双脚，不要交叉双脚，以免影响血液循环。

注意保护视力

要避免长时间连续操作电脑，注意中间休息。要保持一个最适当的姿势，眼睛与显示器的距离应在40～50厘米，使双眼平视或轻度向下注视荧光屏，这样可使颈部肌肉轻松，并使眼球暴露面积减小到最低。如果出现眼睛干涩、发红，有灼热或有异物感，眼皮沉重，看东西模糊，甚至出现眼球胀痛或头痛，那就需要到医院看眼科医生了。

注意补充营养

电脑操作者在显示器前工作时间过长，视网膜上的视紫红质会被消耗掉，而视紫红质主要由维生素A合成。因此，电脑操作者应多吃些胡萝卜、白菜、豆芽、豆腐、红枣、橘子以及牛奶、鸡蛋、动物肝脏、瘦肉等食物，以补充人体内维生素A和蛋白质。而多饮些茶，茶叶中的茶多酚等活性物质会有利于吸收与抵抗放射性物质。

注意保持皮肤清洁

要不定时地清洗脸和手，以减少静电聚集的灰尘对皮肤形成的伤害作用。

最佳保健时间

刷牙的最佳时间

饭后3分钟是漱口、刷牙的最佳时间。因为这时，口腔的细菌开始分解食物残渣，其产生的酸性物质易腐蚀、溶解牙釉质，使牙齿受到损害。

饮茶的最佳时间

饮茶养生的最佳时间是用餐1小时后。不少人喜欢饭后马上饮热茶，这是很不科学的。因为茶叶中的鞣酸可与食物中的铁结合成不溶性的铁盐，干扰人体对铁的吸收，时间一长可诱发贫血。

喝牛奶的最佳时间

因牛奶含有丰富的钙，中老年人睡觉前饮用，可补偿夜

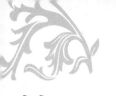

间血钙的低落状态而保护骨骼。同时，牛奶有一定的催眠作用。

吃水果的最佳时间

吃水果的最佳时间是饭前1小时。因为水果属生食，吃生食后再吃熟食，体内白细胞就不会增多，有利于保护人体免疫系统。

晒太阳的最佳时间

上午8时至10时和下午4时至7时，是晒太阳养生的最佳时间。此时日光以有益的紫外线A光束为主，可使人体产生维生素D，从而增强人体免疫功能和防止骨质疏松，并降低动脉硬化的发病率。

锻炼的最佳时间

傍晚锻炼最为有益。因为人类的体力发挥或身体的适应能力，均以下午或接近黄昏时分为最佳。此时，人的味觉、视觉、听觉等感觉最敏感，全身协调能力最强，尤其是心律与血压都较平稳，最适宜锻炼。

美容的最佳时间

皮肤的新陈代谢在24时至次日凌晨6时最为旺盛，因此晚上睡前使用化妆品进行美容护肤效果最佳，能起到促进新陈代谢和保护皮肤健康的功效。

散步的最佳时间

饭后1小时，以每小时4.8千米的速度散步20分钟，热

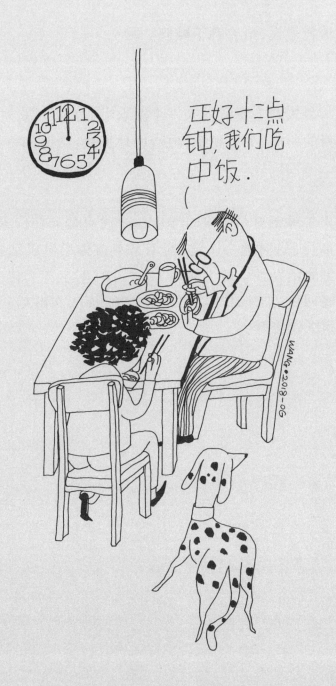

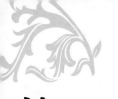

量消耗最大，最有利于减肥。

洗澡的最佳时间

每天晚上睡觉前来一个温水浴（水温45℃左右），能使全身的肌肉、关节松弛，血液循环加快，帮助你安然入睡。

睡眠的最佳时间

午睡最好从13时开始，这个时点是人在白天的一个睡眠高峰，这时睡个短觉，可有效刺激体内淋巴细胞，增强免疫细胞活跃性。晚上则以22时至23时上床为佳，因为人的深睡时间在24时至次日凌晨3时，而人在睡后一个半小时即进入深睡状态。

拒绝不健康的生活方式

细数不健康的生活方式

在卧室里养花草

有些花草如茉莉、丁香、水仙、木兰等香味过于浓烈，会影响人的嗅觉和食欲，甚至引起头痛、恶心、呕吐等不适。如果不小心碰触了有毒的花草，如万年青、仙人掌、报春花等，还会引起皮肤过敏等症状。因此，最好不要在卧室里养花草，保持空气清新，经常开窗通风换气。

长时间在浴霸下面洗澡

强光会干扰大脑中枢神经的功能，长时间在浴霸下面洗澡，会出现头晕目眩、失眠、注意力不集中、食欲下降等不适症状，并可能灼伤眼睛。因此，使用浴霸时，眼睛不要直视灯光，最好选用那种光线柔和的红外线磨砂灯泡的浴霸，并尽量减少洗澡时间。

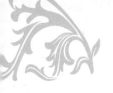

热水沐浴时间不宜过长

氯仿和三氯化烯是自来水中容易挥发的有害物质。淋浴的时候，因为水滴有更多的机会和空气接触，导致这两种有害物质释放更多。有研究数据显示，若用热水盆浴，只有25%的氯仿和40%的三氯化烯释放到空气中；而用热水沐浴，释放到空气中的氯仿可高达50%，三氯化烯高达80%。因此，热水淋浴的时间不宜过长，否则会给人的健康带来损害。

总是高温烧油急火炒菜

高温烹调会产生大量的热氧化分解产物，这些分解物的主要成分都是高致癌物。冬天的时候，因为很少开窗炒菜，厨房的油烟久久不散，危害就会更大。因此，烹饪时油温不能太高，尽量少使用煎、炸等烹饪方法，不要反复使用烹炸过的油，做饭时厨房要注意通风。

冲马桶时总是不盖马桶盖

冲马桶时，如果不盖上马桶盖，马桶内瞬间形成的气旋可以将病菌或微生物带到6米高的空中，并悬浮在空气中长达几个小时，污染马桶周围的墙壁以及其他用具等。所以，为安全起见，冲马桶时最好盖上马桶盖。

起床后先急着叠好被子

通过一夜的睡眠，人在呼吸时会排出水蒸气、二氧化碳等化学物质，皮肤也会通过汗液等排出大量的水蒸气、多达145种的化学物质。如果早上起床就叠被，这些有害物质就会停留在被子里，给健康带来危害。

很少给家里的电话机消毒

人们几乎天天离不开电话，却很少想到它也应该"讲卫生"。其实，很多疾病最容易通过电话来传播。在拨号和接触电话时会将手上的病菌等沾染在上面，或将口腔潜藏的病菌随喷到话筒上的唾液送到话筒上。资料显示，黏附在电话机上的细菌和病毒有480种以上。由此，常年积累在电话上的病毒会进入病菌理想的繁殖场所——口鼻中，再通过口鼻黏膜和一些微小创口进入体内，引起多种疾病。

饭后不久就上床睡觉

刚吃完饭就睡会使大脑的血液流向胃部，于是人体血压降低，大脑的供氧量也随之减少，造成饭后极度疲倦，易引起胸口灼热及消化不良，也是导致发胖的重要因素之一。饭后倒下便睡，这种静止不动的状态，还极易导致中风。

喜欢跷二郎腿

跷二郎腿会压迫腿部血管，致使腿部血流不畅，影响健康。如果是静脉瘤、关节炎、神经痛、静脉血栓患者，跷二郎腿会加重病情。尤其是腿长的人或孕妇，跷二郎腿带来的危害更大，严重的甚至可能导致静脉曲张。

强忍小便

强忍小便有可能造成急性膀胱炎，出现尿频、尿疼、小腹胀疼等症状。并且，有憋尿习惯的人患膀胱癌的可能性比一般人高5倍。如果憋尿时间过长，就会发生膀胱颈受

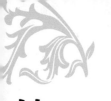

阻症状,造成排尿困难、不畅,或漏尿、尿失禁等毛病。在尿潴留时还易引起并发感染和结石,严重时还影响肾功能。

喜欢长期伏案午睡

伏案午睡时,由于眼球受到压迫,人的角膜弧度改变,容易因此变形。因此,一般人在伏案午睡后会出现暂时性的视力模糊现象。如果长期伏案午睡,眼球总是受到压迫,就会造成眼压过高,导致视力下降。

不注意嘴唇卫生

空气中的尘埃及混在其中的毒物,不仅落在身上、脸上,也会落在嘴唇上。但人们往往在吃东西时注意洗手,却经常不做口唇卫生就喝水、吃东西或舔嘴唇。殊不知,这样会把嘴唇上的很多有害物质及病原微生物吃进体内。因此,外出时最好在嘴唇上涂一些护唇膏,吃东西时先用湿巾擦一下嘴唇,洗手时别忘了给嘴唇做做卫生。

如厕之前不洗手

如厕前不清洁双手,手就可能把接触到的有害菌或病毒,沾染在卫生纸、内裤和身体上,这样有害菌或病毒就会直接对生殖系统造成侵害,更有甚者有害菌或病毒还会通过生殖系统进入身体其他器官,引发其他疾病。

不及时清洁洗衣机

洗衣机在洗涤衣物过程中,霉菌会残留在滚轮、排水管等缝隙里。在潮湿无光的内筒里,霉菌将大量繁殖,再洗涤时它们会沾在衣物上,穿着这样的衣物会损害健康。所以,洗衣机要及时清洁、干燥,过滤袋要晒干。用60℃的热水清洗,可有效杀灭霉菌。

不吃早餐

早晨不吃食物容易感到疲倦,胃部不适和头痛。经常不吃早餐还会产生胰胆结石。

睡前不刷牙

容易产生牙齿腐坏、牙龈出血、牙周病,以致牙齿脱落。

用油漆筷子吃饭

油漆含多种对人体有害的化学物质,特别是硝基成分被吸收后,会与含氮的物质合成为具有强致癌物质的亚硝胺。

第四篇

强身健体

适量·持久

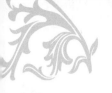

健康体重衡量法

三 大 衡 量 法

世界标准体重计算公式

目前全世界都使用体重指数（BMI）来衡量一个人胖或不胖。体重指数的计算公式是：BMI=体重（千克）÷［身高（米）］^{2}。

世界体重组织拟定的世界标准是，BMI在18.5～24.9时属正常范围，BMI大于25为超重，MBI大于30为肥胖。

亚洲标准体重计算公式

亚洲人体形偏瘦小，用BMI 18.5～24.9的世界"正常范围"体重标准来衡量，就显得不适宜。比如：日本人当BMI为24.9时，高血压危险已经增加3倍；在美国的日本人，BMI大于23时心血管病危险就开始明显增加；中国香港地区的中国人，BMI在23.7时死亡率最低，再高时便开

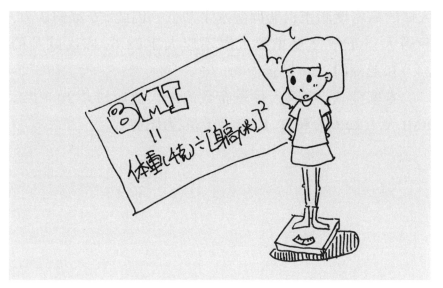

体重指数（BMI） ▲

始上升，这说明，体重指数正常上限24.9的世界标准，对亚洲人来说显然过高。

那么，亚洲人的标准体重应该是多少？专家们认为，BMI在18.5～22.9时为正常水平，BMI大于23为超重，BMI大于30为肥胖，这样，亚洲人的正常体重指数上限比欧美人要低2个指数，其差别不谓不大。

中国标准体重计算公式

中国人虽属亚洲人种，但标准体重的正常范围上限却应比亚洲标准低些，在具体运用标准体重判断胖与不胖时应区别对待。因为我国人的肥胖有两大特点：体型小，指数小，肚皮大，危害大。

体型小决定了体重指数的正常上限要低些，一项针对中国人的调查表明，BMI大于22.6的中国人，其平均血压、血糖、三酰甘油水平都较BMI小于22.6的人高，而有益于

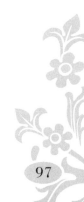

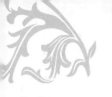

人体的高密度脂蛋白胆固醇水平却低。因此，专家们认为，我国人口正常体重指数上限不应大于22.6，应比欧美的24.9和亚洲的22.9还低。

专家建议，中国人体重指数的最佳值应该是20～22，BMI大于22.6为超重，BMI大于30为肥胖。

强身健体益处多

运动益处面面观

适度的运动是健身的良药，参加一些有益于健康的健身运动，无论对人体的生理和心理都有诸多裨益。

在生理上，运动有利于人体骨骼、肌肉的生长，增强心肺功能，改善血液循环系统、呼吸系统、消化系统的机能状况，有利于人体的生长发育，提高抗病能力，增强有机体的适应能力；有利于减低儿童在成年后患上心脏病、高血压、糖尿病等疾病的机会；运动是增强体质的最积极、有效的手段之一，可以减少人体过早进入衰老期的危险；运动能改善神经系统的调节功能，提高神经系统对人体活动时错综复杂变化的判断能力，并及时做出协调、准确、迅速的反应；使人体适应内外环境的变化、保持机体生命活动的正常进行。

在心理上，运动具有调节人体紧张情绪的作用，能改善生理和心理状态，恢复体力和精力；运动能增进身体健康，

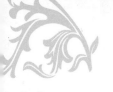
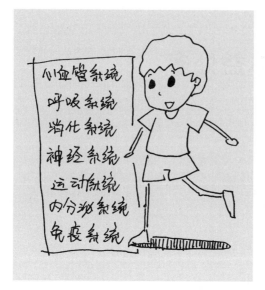

▲ 运动益处多

使疲劳的身体得到积极的休息，使人精力充沛地投入学习、工作；运动能舒展身心，有助安眠及消除压力；运动可以陶冶情操，保持健康的心态，充分发挥个体的积极性、创造性和主动性，从而提高自信心和价值观，使个性在融洽的氛围中获得健康、和谐的发展；运动中的集体项目与竞赛活动可以培养人的团结、协作及集体主义精神。

而运动对人体各个系统的具体益处可从以下几方面体现：

心血管系统

运动可增强心血管系统的功能。爱好运动的人心肌收缩有力，排血量增加，营养心脏的冠状动脉的口径会增粗，心脏的供血将会得到改善，全身血管的弹性增强，动脉粥样硬化将会得到延缓，心功能增强，血压与心率对各种情况的适应能力也将增强。

呼吸系统

运动可改善呼吸功能。人体在运动中需要吸进更多的氧气，排出大量的二氧化碳，因而肺活量增大，残气量减少，肺功能即可增强。呼吸功能好,有利于人体维持旺盛的精力,推迟身体的老化过程。

消化系统

运动可提高消化系统的功能。人在运动时要消耗一定的能量,运动就增强了体内营养物质的消耗,并使整个机体的代谢增强,从而提高了食欲。运动还促进胃肠蠕动,消化液分泌,肝脏、胰腺的功能也会得到改善,使整个消化系统的功能都得到提高,为中老年人的健康提供良好的物质保证。

神经系统

运动可以改善神经系统功能。运动是在神经系统支配下的协调活动,坚持运动的中老年人常表现得机体灵活、耳聪目明、精力充沛,这正是神经系统功能健壮的表现。运动可促进脑的血液循环,改善大脑细胞的氧气和营养供应,延缓中枢神经系统的衰老过程,提高其工作效率。这对脑力劳动者来说,尤其重要。反复的肌肉活动训练,使神经系统兴奋和抑制的调节能力更趋完善,从而调节大脑皮层的功能。特别是轻松的运动,可以缓和神经肌肉的紧张,收到放松镇静的效果,对神经官能症、情绪抑郁、失眠、高血压等都有良好的治疗作用。

运动系统

运动使肌肉发达,骨质增强。运动本身就是对骨骼的牵拉,正确的运动可以提高肌肉的收缩与舒张能力,肌纤维变粗,肌力增强。运动可以改善全身的血液循环,肌肉、骨

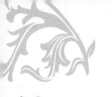

骼的营养也得以改善，骨骼的物质代谢增强，使骨骼的弹性及韧性增加，从而延缓了骨的老化过程，并可防止骨质疏松、骨关节退行性改变、关节酸痛等症。

内分泌系统

运动对内分泌系统，特别是对调节新陈代谢起重要作用的垂体——肾上腺系统以及胰腺等消化腺的功能，影响更大，往往获得显著的改善。坚持长期锻炼所出现的身体结构和功能的良好变化，如肌肉的丰硕、骨骼的健壮、韧带的柔韧、血管的弹性、心肌的增厚、毛细血管网的增多等，无一不是在内分泌系统的调节下形成的。运动能改善糖代谢，防治糖尿病；运动能降低血胆固醇，防止动脉硬化；运动能促进多余脂肪的利用，防止发胖；运动能改善性机能，和谐性生活，等等。这些都与内分泌调节功能的改善有关。

免疫系统

当前国内外学者一致认为，体育运动可以调动人体免疫系统的应激能力，使免疫器官延缓衰老，增强免疫功能。他们从实践中得出这样一条规律：机体的衰老→免疫功能下降，而体育锻炼→提高免疫、增强健康→延缓衰老。

四季健身攻略

春天阳光明媚，正是人们强身健体的最佳时机。春季锻炼，可吸入更多的氧气，改善机体新陈代谢，还能促进人体形成维生素D，利于青少年骨骼的发育和成长。不过，春季运动也要注意科学的方法。春天健身要注意防寒、防风、防雾。早晨锻炼时，衣服不能穿得太少，大汗淋漓时不可减得太多。春季是比较适合进行户外锻炼的季节，骑车、放风筝、登山郊游等都是不错的选择。

炎热的夏天可能会让很多人都对健身打退堂鼓，可不管天气多热，都应该坚持体育锻炼。由于夏天天气炎热，人体的机能消耗比较大，在夏天锻炼时要防中暑，尤其是老人更要特别注意。比如，要避免在中午11时至下午4时这段炎热的时间里进行锻炼，以减少热辐射伤害；锻炼时间每次最好不要超过45分钟；要及时补充淡盐水或绿豆汤、金银花水等清凉防暑的饮料。游泳是夏天最受欢迎的运动，每个人可以根据自己的喜好以及身体情况选择不同的泳姿和运动量。此外，早起到公园或绿地散步、跑步、跳舞等也是很好的选择。

秋令时节，坚持适宜的体育锻炼，不仅可以调心养肺，提高内脏器官的功能，而且有利于增强身体的御寒能力。秋季健身可以选择登山、太极拳等方式。登山能增强人体的呼吸和血液循环功能，比较适合中青年人。太极拳和健身舞则比较适合中老年人，这类活动不但可以舒展肢体、锻炼筋骨，也可以避免运动损伤。不过，秋季锻炼时也要注意预防拉伤、感冒和运动过度，锻炼后要注意休息，恢复体力。

冬季人体的免疫力下降，容易生病，因此可以通过冬季有计划、有规律的锻炼来有效预防疾病。冬季最好在阳光下运动，年轻人对气候的适应能力较强，健身时间可以安排在早上和下午；老年人适应能力稍差，一般应选在14时至16时进行锻炼，这段时间有阳光、温度高，更容易活动开，从而避免身体伤害。

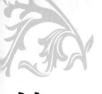

适合老年人的运动方式

最简单的运动保健法

　　一般人都认为运动就是那些大汗淋漓的激烈运动，甚至不认为行走是一种运动，这也是长久以来人们对运动的偏见。其实行走可以改变很多不规律的生活习惯，行走无须专门的运动器具，也不受时间和场地的限制，所以对于没有运动条件的现代人来说，是再合适不过的。因此，可以说行走是有利身心健康的最简单易行的运动形式。

　　行走时，人体60％以上的肌肉都参与活动，可以活动筋骨，锻炼肌肉，强健腿足，促进四肢及内脏器官血液循环、调节神经系统功能、加速新陈代谢。它具有防治高血压、冠心病、糖尿病、肥胖病、骨质疏松症、神经衰弱等疾病，改善腰、肩、头部疼痛，消除压力，延缓衰老，增强体质等功能。还可以增强消化腺的分泌功能，促进胃肠蠕动。

　　而要使行走能达到上述的功效，还需要在平时的行走锻炼时注意下面一些要点：

行走时的姿势

首先肘关节（前臂与上臂）要在90°～180°之间自然摆动，手握空拳，肩部放松；脚跟着地与脚底前端大约40°，脚跟抬起与地面15～30厘米，步幅一般为"身高（厘米）-100"；背部挺直，抬头挺胸，双眼注视前方数米；脚跟着地时膝关节伸直，后腿膝关节微屈，随即后腿的前脚掌用力，膝关节伸直。

行走时的服装选择

透气吸汗性好的运动衣或宽松服装，系鞋带的、平坦松软有弹性的运动鞋，稍大0.5码，鞋底跟部高于前脚掌1～1.5厘米。

行走时出现不适的应对

行走简单容易，一般不需特别热身，但对于无运动习惯的人来说，最初可能不适应。最常见的是出现腰腹部疼痛，这表示腹部核心区肌肉力量薄弱，肌肉与内脏牵扯而产生疼痛感。如果出现这些症状，就表示你更需要锻炼身体。遇到腹部、膝盖、下肢等疼痛，应该休息一两分钟再继续。若疼痛没有消退，可能是运动强度过大，就要把步行速度减慢，也可以在步行前先以伸展运动作热身。

行走锻炼应达到的目标

每次时间不少于30分钟；密度为每星期5～7次；强度为最大心率的60%左右，因为只有达到这一要求，身体所消耗的能量中，脂肪"贡献"的比例最大，这不但有助控

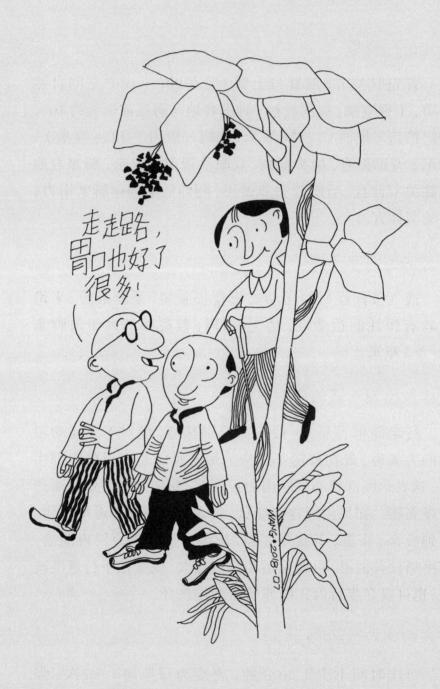

制体重,还能加强身体消耗脂肪的能力,促进脂肪代谢,减少脂肪过量积聚。对一般人来说,要达到强度为最大心率的60%左右这样的速度行走,时速应该在6千米左右,也就是说30分钟走3千米。

步行是日常生活基本动作,虽然简单,但也不宜操之过急。尤其是以往没有运动习惯的人,无论开展任何运动,都需要一段时间让身体适应,不要高估自己的能力,否则可能造成运动损伤。开始时,每天连续不断步行15～20分钟,不宜过量,让肌肉和关节适应;1～2周的调节期过后,可把步行时间增至30分钟。

游 泳 须 知

游泳是一种全身性运动,能锻炼几乎所有的肌肉,适当地进行游泳锻炼,不仅能给人带来心理上的愉悦,塑造流畅和优美的体型,还能够增强心血管系统的机能,增强体质,提高协调性。许多运动项目都容易给机体造成劳损或损伤,但游泳是劳损和损伤率最低的体育运动。因此,游泳是一项可以终身进行锻炼的健身运动。在进行游泳锻炼时要注意以下一些问题。

忌饭前饭后游泳

空腹游泳会影响食欲和消化功能,也会在游泳中发生头昏乏力等意外情况;饱腹游泳亦会影响消化功能,还会产生胃痉挛,甚至呕吐、腹痛现象。

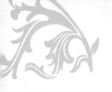

忌剧烈运动后游泳

剧烈运动后马上游泳，会使心脏加重负担；体温的急剧下降，会使抵抗力减弱，引起感冒、咽喉炎等。

忌月经期游泳

月经期间游泳，病菌易进入子宫、输卵管等处，引起感染，导致月经不调、经量过多、经期延长。

忌在不熟悉的水域游泳

在天然水域游泳时，切忌贸然下水。凡水域周围和水下情况复杂的都不宜下水游泳，以免发生意外。

忌长时间暴晒游泳

长时间暴晒会产生晒斑，或引起急性皮炎，也称日光灼伤。为防止晒斑的发生，上岸后最好用伞遮阳，或到有树荫的地方休息，或用浴巾在身上保护皮肤，或在身体裸露处涂防晒霜。

忌不做准备活动即游泳

水温通常总比体温低，因此，下水前必须做准备活动，否则易导致身体不适感。

忌游泳后马上进食

游泳后宜休息片刻再进食，否则会突然增加胃肠的负担，久之容易引起胃肠道疾病。

忌游泳时间过久

皮肤对寒冷刺激一般有三个反应期。第一期：入水后，受冷的刺激，皮肤血管收缩，肤色呈苍白。第二期：在水中停留一定时间后，体表血流扩张，皮肤由苍白转呈浅红色，肤表由冷转暖。第三期：停留过久，体温热散大于热发，皮肤出现鸡皮疙瘩和寒战现象，这时应及时出水。游泳持续时间一般不应超过1.5～2小时。

忌有癫痫史游泳

无论是大发作型或小发作型，在发作时有一瞬间意识失控，如果在游泳中突然诱发，就会发生意外。

忌高血压患者游泳

特别是顽固性的高血压，药物难于控制，游泳有诱发脑卒中的潜在危险，应绝对避免。

忌心脏病者游泳

如先天性心脏病、严重冠心病、风湿性瓣膜病、较严重心律失常等患者，应禁止游泳。

忌患中耳炎游泳

不论是慢性还是急性中耳炎，因水进入发炎的中耳，会使病情加重，甚至可使颅内感染等。

忌患急性眼结膜炎游泳

该病病毒，特别是在游泳池里传染速度之快、范围之广令人吃惊。在该病流行季节即使是健康人，也应避免到游泳池内游泳。

忌某些皮肤病游泳

如各个类型的癣、过敏性的皮肤病等，不仅诱发荨麻疹、接触皮炎，而且易加重病情。

忌酒后游泳

酒后游泳，体内储备的葡萄糖会大量消耗，以致出现低血糖。另外，酒精能抑制肝脏正常生理功能，妨碍体内葡萄糖转化及储备，从而容易发生意外。

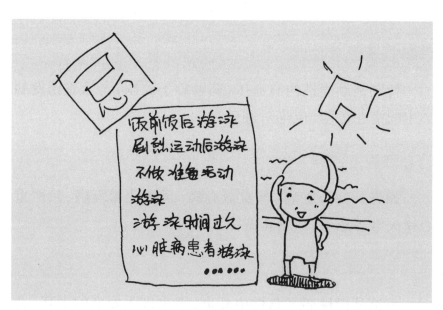

▲ 游泳宜忌

忌忽视泳后卫生

泳后，应立即用清水冲洗头发和身体，并用软质干巾擦去身上水垢,滴上氯霉或硼酸眼药水,擤出鼻腔分泌物。如若耳部进水,可采用"同侧跳"将水排出。之后,再做几节放松体操及肢体按摩或在日光下小憩15～20分钟,以避免肌群僵化和疲劳。

有 氧 运 动

人体运动是需要能量的,如果能量来自细胞内的有氧代谢(氧化反应),就是有氧运动;若能量来自无氧酵解,就是无氧运动。有氧运动是人体在氧气充分供应的情况下进行的体育锻炼,在运动过程中,人体吸入的氧气与需求相等,达到生理上的平衡状态,氧气能充分酵解体内的糖分,葡萄糖代谢后生成水和二氧化碳,可以通过呼吸很容易被排出体外,对人体无害。有氧运动的特点是强度低,有节奏,持续时间较长,它既可以提高人的心肺功能、增强耐力素质,又能消耗体内多余的脂肪,控制合适的体重,是健身的主要运动方式。常见的有氧运动项目有快步走、慢跑、滑冰、游泳、骑自行车、打太极拳、跳健身舞、做韵律操等。

无氧运动是指肌肉在"缺氧"的状态下高速剧烈运动。由于速度过快和爆发力过猛,人体内的糖分来不及经过氧气分解,而不得不依靠"无氧供能"。这种运动在酵解时产生大量丙酮酸、乳酸等中间代谢产物,不能通过呼吸排除。这些酸性产物堆积在细胞和血液中,就成了"疲劳毒素",会让人感到疲乏无力、肌肉酸痛,还会出现呼吸、心跳加快和心律失常,严重时会出现酸中毒和增加肝肾负担。所以无氧运动后,人总会疲惫不堪,肌肉疼痛要持续几天才能消

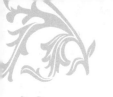

失。高强度、大运动量、短时间内的运动项目一般都是无氧运动，比如100米短跑、100米游泳、跳高、举重、俯卧撑、快速仰卧起坐、单杠和双杠运动等。

有氧运动既要有强度，也要讲适度。一般来说，轻微的运动不是有氧运动，也达不到锻炼的目的。只有一定强度的有氧运动，才能达到锻炼心肺循环功能，提高人的体力、耐力和新陈代谢的作用，才是有价值的运动。也就是说，有氧运动在达到或接近它的上限时，才具有意义。而要到达这个上限，就要求在进行有氧运动时的心率达到最大心率的75%左右。不同年龄的人运动时的最大心率不一样，一般可以根据公式"220-年龄"求出相应年龄的人运动时的最大心率，再用求出的最大心率去乘以（70%～75%）就可以大致知道每个人在进行有氧运动时的合适的强度。另外，还可以根据运动时的感觉来大致判断有氧运动的强度，在运动时，人们会有从"很轻松""比较轻松"逐步过渡到"有点累""比较累"以致"很累"的感觉。如果运动中感到"有点累"时，此时的强度实际上已经达到了有氧运动强度的要求。换句话说，有氧运动就是人们在活动时感到"有点累"的运动，此时的运动心率是在最大心率的70%～75%。

有氧运动的最低要求是：每天运动的累计时间不能少于30分钟，每周运动次数（频率）不能少于3次。只有达到这样的时间和频率，才能有效增强耐力素质。每周少于3次，每天少于30分钟的运动很难达到提高耐力素质的要求。

青年人最好进行慢跑锻炼；而中老年人最好进行快步走锻炼。因为"快步走"既不需要特殊的条件，又不会对骨关节造成严重损伤。快步走时,步伐要大,并用脚跟着地,这样会对骨骼产生一定的机械刺激,具有撞击性的运动项目的特点,对于增强骨骼、防止骨质疏松具有良好的效果。

常见锻炼项目清单

适当运动不但能预防、治疗多种疾病,还有很好的保健作用。坚持锻炼,适当运动,能够增进老年人的生理和心理健康,达到防病祛病、延年益寿的目的。

以下几项运动项目非常适合老年人锻炼。

散步

如果想通过步行达到健身的目的,每天需要走路1小时左右,行走时要有一定速度(每分钟达80～90步为中速,100步以上为快速),路程也要长(每天6000步左右,体力强者可达1万步)。

健身跑

又叫慢跑,运动量比散步大,初练时可慢跑5～10分钟,此后逐渐增加至20～40分钟,需要每天或隔天慢跑一次。结束时应缓慢步行或原地踏步,以便机体逐渐恢复安静。

游泳

下水前要做准备活动,游泳姿势可各取所好,运动量需要控制,每50米需要休息一下,总运动量不要超过500米,

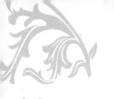

并且坚持每天或隔天活动一次。

各项球类运动

包括乒乓球、羽毛球、网球、台球、门球等，可根据自身条件和爱好加以选择，但运动量不宜过大，运动时间不宜过长。

太极拳

操练时需要全神贯注，动作柔和、连贯、稳健、协调，目随手转，一气呵成。

气功

老年人可以通过调整姿势、调整呼吸和调整精神的锻炼来调整身体，达到增强体质、健康长寿的目的。

八段锦

传统健身法，是一套由八套动作组成的保健操，长期坚持锻炼能发挥良好的保健作用。

运动中的安全

随着年龄的增加，老年人的生理功能逐渐衰退，运动器官开始"老化"，而积极参加体育锻炼则能延缓生理功能的衰退，保持身体健康和精力旺盛，让自己的生活更加充实。但是，由于老年人的体质和生活环境各不相同，在运动锻炼中需注意以下事项：

忌激烈竞赛

无论参加哪项运动，根据自身状况，老年人都应该本着重在参与、健身的原则，而千万不要因为争强好胜而参加激烈的竞赛活动。

忌负重憋气

憋气会加重心脏负担，引起胸闷、心悸，同时还会引起脑供血减少，发生头晕目眩，甚至昏厥等症状。因此，老年人不能进行举重、拔河、引体向上、硬气功、爬绳等憋气运动。

忌急于求成

老年人的生理功能已经逐渐下降，对体力负荷的适应能力也变得较差，所以，进行某项运动时应进行较长时间的适应活动，秉承循序渐进的原则。

忌头部过分活动

老年人的血管壁已经变硬，弹性也较差，如果进行低头、弯腰、仰头后侧、左右侧弯、头向下等剧烈运动，会使头部血液的流速加快，导致血管破裂。当恢复正常体位时，血液又会快速流向躯干与下肢，使脑部出现缺血，从而出现两眼发黑等症状。

忌晃摆旋转

老年人的协调性差，平衡能力也较弱，如果进行溜冰、荡秋千等对平衡力要求高的动作，就会因肢体移动迟钝而失去平衡，从而发生危险。

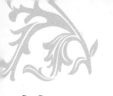

运动适量的判读

一般情况下，老年人的身体会出现许多平时较难察觉的隐性疾病，这些疾病潜在地危害人体健康，并且很可能因过度运动而被引发，这也就是许多老年人在运动中发病甚至猝死的原因。因此，老年人在运动前，应该详细了解自己的健康状况，并根据自身状况确定合适的运动量。我们可以通过下述方法来判定运动量是否合适：

1. 运动后，心率、呼吸次数和情绪状态均能在半小时内恢复平静，也就是恢复到运动前水平。

2. 锻炼后精神饱满，精力充沛，没有困意。如果精神萎靡或者头昏目眩，就说明运动量过大，需要及时调整。

3. 运动以刚出汗或出小汗为佳。如果不出汗，说明运动量不够；如果大汗淋漓，说明运动量过大。

4. 锻炼后，如果食欲很好，食量有所增加，就表明运动量适中；如果锻炼后没有食欲，就说明运动过量。

5. 通过锻炼，能够增强体质，提高生活质量，表明运动量恰到好处；如果身体消瘦，原来的生活质量受到影响，就说明运动量不恰当，应加以调整。

过度运动后遗症

老年人在进行活动量较大的锻炼后，往往会出现肌肉酸痛的现象。这种肌肉酸痛并不是在运动结束后马上发生的，而是在运动结束后的1～2天发生，因此，医学上称其为延迟性疼痛。想要避免运动后肌肉酸痛，在运动时就应当注意以下几点：根据自身体质和健康状况科学地安排锻炼负荷；锻炼时尽量避免长时间练习身体的某一部位，以免局部肌肉负担过重；运动前做好准备活动，特别是即将练习的局部肌肉。

导致运动后肌肉酸痛的原因很多，最主要的是肌肉的张力和弹性急剧增加引起肌肉结构成分的物理性损伤。要想缓解肌肉酸痛，就需要做到以下几点。

休息

休息能慢慢促进血液循环，加速运动代谢产物的排出，促进肌肉酸痛部位的营养供给与修复，有效减缓肌肉的酸痛现象。

拍打按摩

对酸痛部位进行按摩，可以促进肌肉血液循环，使肌肉放松，有助于损伤肌肉的修复及缓解痉挛。

热敷

对酸痛的局部肌肉进行热敷，能促进血液循环，提高机体的新陈代谢，有效缓解肌肉的酸痛感。

静态伸展

牵伸肌肉能够加速肌肉的放松，有助于肌肉痉挛的缓解。

第五篇

急救护理

从容・冷静

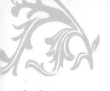

▓ 脑卒中

脑卒中发病多以在家中发病占多数，常在用力、激动或一般性活动中急性发病，也有的患者早晨醒来手脚即不能动或不能说话。最早表现常常是突感头痛，伴呕吐、嗜睡、昏睡甚至昏迷不醒，有的患者半身不遂，口眼歪斜，流口水，喝水呛咳，说话不清楚等。还有一些患者可出现抽搐、大小便失禁等。在家中如遇到上述情形，亲属千万不要惊慌。因为此时处理是否及时、正确，与病情愈后密切相关。

错误的处理方式

较常见的错误处理方式有以下几种。

惊慌失措

因为缺乏对脑血管病的认识，一遇到紧急情况，或惊叫，或悲哭，茫然不知所措。

野蛮搬运

有的患者家属为"抓紧"时间,抱起患者或背扛起患者就往医院跑,殊不知,这样的运送方式往往会加重病情。

错误应付

只顾及喊人回来帮忙或忙着把患者搬上床,还有的人盲目给患者喂水或饮料。

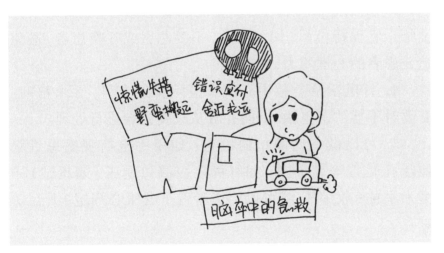

脑卒中的急救 ▲

舍近求远

脑卒中患者早期处理一刻千金,必须分秒必争,有的家属只顾到有名气而路途远的医院而耽误了最佳抢救时间。

应 急 指 导

掌握正确的应急措施对减少并发症、维持生命体征、防

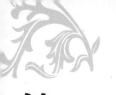

止病情加重、争取时间进一步救治是十分重要的,下面就介绍一些重要的应急方法。

1. 初步判断为脑血管意外以后,应使患者仰卧,头肩部稍垫高,头偏向一侧,防止痰液或呕吐物回吸入气管造成窒息。如果患者口鼻中有呕吐阻塞,应设法抠出,保持呼吸道通畅。

2. 解开患者领口纽扣、领带、裤带、胸罩,如有假牙也应取出。

3. 如果患者是清醒的,要注意安慰患者,缓解其紧张情绪。宜保持镇静,切勿慌乱,不要悲哭或呼唤患者,避免造成患者的心理压力。

4. 打电话给急救中心或者医院神经专科,寻求帮助,必要时不要放下电话,询问并听从医生指导进行处理。

5. 可以做一些简单的检查:如用手电筒观察患者双侧瞳孔是否等大等圆;如有可能应测量血压,如超过150毫米汞柱(收缩压),可以给患者舌下含服心痛定1片(10毫克。)

6. 有条件者呼叫救护车来运送患者。若自行运送,在搬运患者时正确的方法时:2~3人同时用力,一人托住患者头部和肩部,使头部不要受震动或过分扭曲,另一人托住患者的背部及臀部,如果还有一人,则要托起患者腰部及双腿,三人一起用力,平抬患者移至硬木板床或担架上,不要在搬运时把患者扶直坐起,勿抱、拖、背、扛患者。

7. 在没有医生明确诊断之前,切勿擅自做主给患者服用止血剂、安宫牛黄丸或其他药物。

突发心脏病

心脏病突发来势凶猛，处理不当就有致命危险。在一般情况下，心脏骤停3秒钟之后，人就会因脑缺氧感到头晕；10～20秒钟后，人会意识丧失；30～45秒钟后，瞳孔会散大；1分钟后呼吸停止，大小便失禁；4分钟后脑细胞就会出现不可逆转的损害。由于心脏骤停，立刻失去知觉，已处于临床死亡阶段。一般人的最佳黄金抢救时间为4～6分钟，如果在4分钟之内得不到抢救，患者随即进入生物学死亡阶段，生还希望极为渺茫。因心脏血管堵塞而突发心脏病的患者必须在1小时内打通堵塞的动脉，才不致造成心肌的永久性伤害。因此，患者家属必须对心脏病突发引起高度警觉，争取抢救时间，及时送患者到医院治疗。

心脏病急救措施

心脏病发作时的典型症状有胸前压迫样疼痛并可能放射到双臂颈及下颌；心跳不规则、呼吸困难；焦虑恐惧；眩

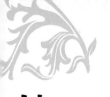

晕；恶心呕吐；大汗；口唇、甲床苍白或紫绀；皮肤苍白青紫及意识丧失等。当抢救者确认患者是心脏病发作时，应立即拨打急救电话，同时采取急救措施。

1. 检查呼吸道：保持呼吸道畅通。

2. 提供安静、舒适的环境。解开患者贴身衣扣。保持患者温暖。用凉的湿毛巾敷在患者前额上。千万不要摇晃患者或用冰水泼患者以试图弄醒他，不要让患者进食或喝水。

3. 持续监测患者的呼吸及脉搏，如果患者没有呼吸脉搏及心跳，应开始为患者实施心肺复苏。

4. 有不少心脏病患者会随身自备急救药品，抢救者可在患者意识清楚时及时给患者服药。值得注意的是，服用硝酸甘油片时，要让患者舌下含服，并坐在沙发或靠背椅上，直立服药可能产生晕厥而跌倒。

▼ 心脏病突发的急救

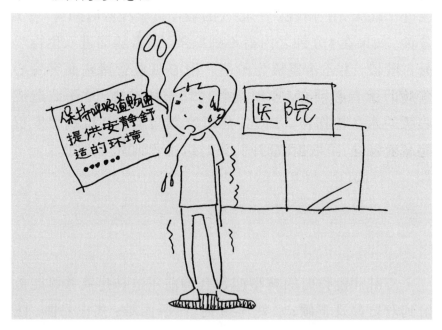

心绞痛、心肌梗死突发

对于突发的心绞痛、心肌梗死可以分别采取以下措施：

心绞痛的明显特征是胸部似被绳子捆紧样地难受时，症状初发时，首先要保持安静。若痛感持续10分钟不缓解时，要叫救护车。在此阶段，应先解松领带、皮带、纽扣等，让患者坐下，等待阵痛过去。同时，要保持室内空气流通，温度适当，并安抚患者，使其情绪稳定下来。将医生配给的硝酸甘油药含在舌头下面勿要吞服，3～4分钟可起效。若服药无效，要怀疑心肌梗死可能。

心肌梗死的症状主要有胸骨后或心前区突然出现持续性疼痛，同时有全身抽搐、意识模糊、呕吐、休克等。碰到心肌梗死患者时，在密切注视生命征候情况的同时，赶紧叫救护车。此阶段要解松患者衣服，让患者保持半坐位或患者感到最舒服的体位，并保持绝对安静。如果患者出现剧烈疼痛持续，并放射到左腕、左手背部，脸色苍白，脉搏紊乱等症状时，说明情况非常危险。此时可让患者伏在桌子上，两手当枕，垫在头下；或者叠高被子，让患者背靠，让头部也倚在被子上；或者垫好枕头，让患者仰卧，并适度垫高脚跟，等候救护车到来。心肌梗死的死亡率很高，所以必须立即送有条件的医院进行抢救。

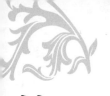

▨ 食物中毒

食物中毒是由吃了被污染的食物而引起的。家中一旦有人出现上吐下泻、腹痛等食物中毒症状时，千万不要惊慌失措，应冷静地分析发病的原因，针对引起中毒的食物以及吃下去的时间长短，及时采取如下三点应急措施。

催吐

如果进食的时间在1～2小时前，可使用催吐的方法。立即取食盐20克，加开水200毫升，冷却后一次喝下。如果无效，可多喝几次，迅速促使呕吐。亦可用鲜生姜100克，捣碎取

▼ 食物中毒的急救

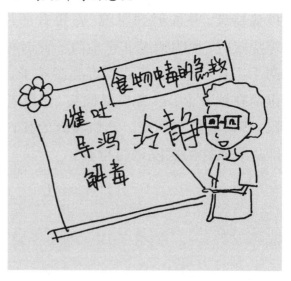

汁用200毫升温水冲服。

导泻

如果患者进食受污染的食物时间已超过2～3小时，但精神仍较好，则可服用泻药，促使受污染的食物尽快排出体外。一般用大黄30克一次煎服，老年患者可选用元明粉20克，用开水冲服。体质较好的老年人，也可采用番泻叶15克，一次煎服或用开水冲服，也能达到导泻的目的。

解毒

如果是因吃了变质的鱼、虾、蟹等引起的食物中毒，可取食醋100毫升，加水200毫升，稀释后一次服下。此外，还可采用紫苏30克、生甘草10克一次煎服。若是误食了变质的防腐剂或饮料，最好的急救方法是用鲜牛奶或其他含蛋白质的饮料灌服。

如果经上述急救，症状未见好转或中毒较重者，应尽快送医院治疗。在治疗过程中，要给患者以良好的护理，尽量使其安静，避免精神紧张；患者应注意休息，防止受凉，同时补充足量的淡盐开水。

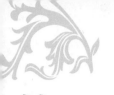

▨ 煤气中毒

使用煤气炉或煤气热水器常会发生一氧化碳中毒的意外事件,即所谓的煤气中毒。一氧化碳是一种无色无味的气,平时无法发现,因此很容易使人在不知不觉中就中毒了。煤气中毒的轻度中毒症状有头痛、头晕、眼花、恶心、呕吐、乏力;中度中毒除上述症状外,患者还会出现神志不清、意识模糊、面赤唇红(皮肤黏膜呈樱桃红色),多汗、脉速、烦躁、步态不稳、甚至昏迷;重度中毒时,患者可迅速进入昏迷,并伴有呕吐、大小便失禁,有些可出现抽搐,还可并发脑水肿、肺水肿、皮肤黏膜苍白或青紫、体温升高、呼吸困难、心肌受损以致呼吸、循环衰竭而死亡。

五步急救法

遇到有煤气中毒的患者应立即采取下列步骤予以急救。

1. 首先要打开门窗,将患者从房中搬出,移到空气新鲜、流通的地方,同时关闭煤气灶开关,或将煤炉移到室外。

2. 检查患者的呼吸道是否畅通，发现鼻、口中有呕吐物、分泌物应立即清除。解开患者领扣、裤带，并用针刺或以拇指掐人中刺激，促使患者苏醒，并立即拨打救护电话。

3. 对呼吸浅表者或呼吸停止者，要立即进行口对口人工呼吸，方法是：让

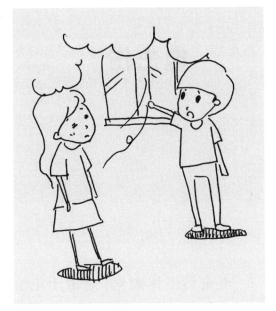

开窗通风 ▶

患者仰卧，解开衣领和紧身衣服，救治者一手紧捏患者的鼻孔，另一手托起患者下颌使其头部充分后仰，以防舌根下坠堵住咽喉，并用这只手翻开患者嘴唇，救治者吸足一口气，对准患者嘴部大口吹气，吹气停止后，立即放松捏鼻的手，让气体从患者的肺部排出。如此反复进行，直到患者出现自主呼吸为止。

4. 给患者盖上大衣或毛毯、棉被，防止受寒发生感冒、肺炎。可用手掌按摩患者躯体，在脚和下肢放置热水袋。

5. 对于中毒程度重的患者，在经过上述处理后，应尽快送往医院，并应注意在运送患者途中不可中断抢救措施。

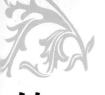
电击伤

电击伤俗称触电，是由于电流通过人体所致的损伤。大多数是因人体直接接触电源所致，也有被数千伏以上的高压电或雷电击伤。当通过人体的电流较小时，仅产生麻感，对机体影响不大。当通过人体的电流增大，但小于摆脱电流时，虽可能受到强烈打击，但尚能自己摆脱电源，伤害可能不严重。当通过人体的电流进一步增大，至接近或达到致命电流时，触电人会出现神经麻痹、呼吸中断、心脏跳动停止等征象，进入昏迷的状态。

触电急救的基本原则是动作迅速、方法正确。具体可以采取以下一些方法。

立即切断电源，或用不导电物体如干燥的木棍、竹棒或干布等物使伤员尽快脱离电源。急救者切勿直接接触触电伤员，防止自身触电而影响抢救工作的进行。

当伤员脱离电源后，应立即检查伤员全身情况，特别是呼吸和心跳，发现呼吸、心跳停止时，应立即就地抢救。

以下是不同情况的急救措施：

1. 轻症：即神志清醒，呼吸心跳均自主者，伤员就地平卧,严密观察,暂时不要站立或走动,防止继发休克或心衰。

2. 呼吸停止,心搏存在者,就地平卧解松衣扣,通畅气道,立即口对口人工呼吸,有条件的可气管插管,加压氧气人工呼吸。亦可针刺人中、十宣、涌泉等穴,或给予呼吸兴奋剂(如山梗菜碱、咖啡因、可拉明)。

3. 心搏停止,呼吸存在者,应立即作胸外心脏按压。

4. 呼吸心跳均停止者,则应在人工呼吸的同时施行胸外心脏按压,以建立呼吸和循环,恢复全身器官的氧供应。现场抢救最好能两人分别施行口对口人工呼吸及胸外心脏按压,以1∶5的比例进行,即人工呼吸1次,心脏按压5次。如现场抢救仅有1人,用15∶2的比例进行胸外心脏按压和人工呼吸,即先作胸外心脏按压15次,再口对口人工呼吸2次,如此交替进行,抢救一定要坚持到底。

5. 处理电击伤时,应注意有无其他损伤。如触电后弹离电源或自高空跌下,常并发颅脑外伤、血气胸、内脏破裂、四肢和骨盆骨折等。如有外伤、灼伤均需同时处理。

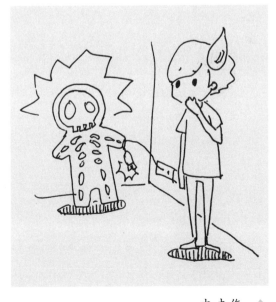

电击伤

6. 现场抢救中,不要随意移动伤员,若确需移动时,

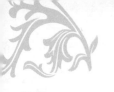

抢救中断时间不应超过30秒。移动伤员或将其送医院，除应使伤员平躺在担架上并在背部垫以平硬阔木板外，应继续抢救，心跳呼吸停止者要继续人工呼吸和胸外心脏按压，在医院医务人员未接替前救治不能中止。

烫伤急救

在日常生活中，我们经常会接触到一些烫的东西，如热稀饭、热开水、热油等，一不小心，很容易发生烫伤。烫伤共分为三度。一度烫伤：皮肤红肿，疼痛，伤及表浅皮肤层，愈后无瘢痛；二度烫伤：皮肤有水泡，很痛，伤及表皮及真皮，愈后有轻微瘢痕；三度烫伤：表皮呈白色或焦黑，干硬如皮革，极度疼痛或感觉麻木，伤及真皮及皮下组织，愈后可能有肥厚性瘢痕或需移植皮肤。

烫伤后，应注意保护烫伤部位的水泡皮，不能让水泡皮破裂，否则会造成感染。如果烫伤后处理不正确或不及时就医，往往会延误病情，造成创面持久不愈。正确的处理方法有以下几种。

1. 如果烫伤处皮肤未破，可用冷水冲洗，以止痛、减少渗出和肿胀，从而避免或减少水泡形成。冲洗时间约半小时以上，直至不感到疼痛为止。记住第一次冲洗结束后，为防感染应避免再次接触冷水。另外可在冲洗的冷水中放少许盐，有止痛消肿作用。但如果烫伤处的皮肤已破，则禁止用冷水冲洗，以防感染。

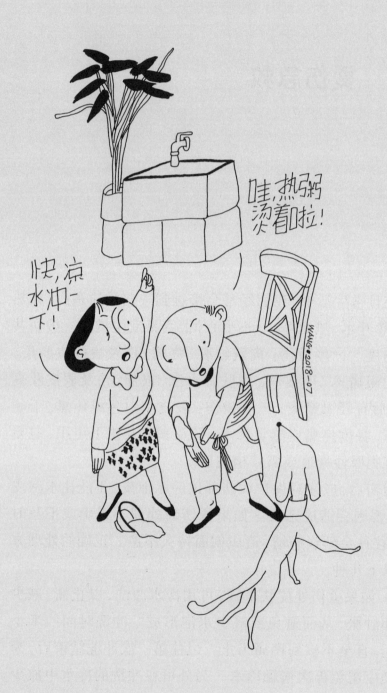

2. 如果烫伤时穿着鞋袜和衣服，应将贴身的衣物、鞋袜一起先用冷水冲洗，然后小心地脱掉烫伤处的衣物、鞋袜，或用剪刀剪开衣物、鞋袜，千万要避免粘着烫伤处的皮肤，以免将烫伤部位的皮弄掉而影响伤口愈合。

3. 轻微的烫伤可在冷水冲洗后将烫伤处的皮肤拭干，并自行在创面涂些蓝油烃、绿药膏等油膏类药物，再适当包扎1～2天，但面部只能暴露，不必包扎。注意一定要保持烫伤处皮肤清洁和干燥。

4. 如烫伤处有小水泡形成，注意不要弄破，应尽量让其自行吸收。如果水泡较大，则需到医院让医生处理。

5. 较严重的烫伤应立即到医院就诊，轻度烫伤自行处理一两天后如果出现红肿、疼痛加剧等症状，则可能发生了感染，也应及时到医院就诊进行消毒抗感染治疗。

第六篇

安全用药

谨慎·规范

▧ 区分药品与保健食品

　　药品是用于疾病的治疗、诊断和预防的，保健食品是用来保健和辅助治疗的，两者之间有着明显的区别。但是有的产品如维生素、矿物质元素类产品有的是药品，有的却是保健食品。要区分药品与保健食品主要看以下几点：

　　第一，药品的生产及其配方的组成，生产能力和技术条件都要经过国家有关部门严格审查并通过药理、病理和病毒的严格检查和多年的临床观察，经过有关部门鉴定批准后，方可投入市场。保健食品不需经过医院临床实验等便可投入市场。这样，

药品与保健品的区别

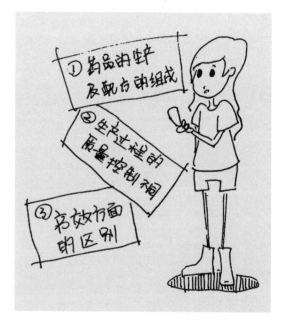

属于药品的必然具有确切的疗效和适应证,不良反应明确。而属于保健食品的则没有这个过程,没有明确的治疗作用。

第二,生产过程的质量控制不同。作为药品,必须在制药厂生产,空气的清洁度,无菌的标准,原料的质量等必须符合国家药品食品监督管理局对制药厂的质量控制要求,目前,要求所有的制药厂都要达到GMP标准(药品生产质量规范);而作为保健食品,则可以在食品厂生产,其生产过程的标准要比药品的生产标准低。

第三,疗效方面的区别。作为药品,一定经过大量的临床验证,并通过国家药品食品监督管理局审查批准,有严格的适应证,治疗疾病有一定疗效;而作为保健食品,则没有治疗的作用,不需要经过临床验证,仅仅检验污染物、细菌等卫生指标,合格就可以上市销售。

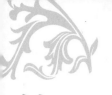

识别处方药与非处方药

　　处方药是必须凭执业医师或执业助理医师处方才可调配、购买和使用的药品；非处方药是不需要凭医师处方即可自行判断、购买和使用的药品，非处方药在国外又称为"可在柜台上买到的药物"（Over The Counter），简称OTC，此已成为全球通用的俗称。

　　处方药和非处方药不是药品本质的属性，而是管理上的界定。无论是处方药还是非处方药，都是经过国家药品监督管理部门批准的，其安全性和有效性是有保障的。

　　1999年，我国卫生部、国家药品监督管理局颁布的《国家非处方药目录》共分上下两篇，上篇收载西药，共23类165个品种；下篇收载中成药160个品种。非处方药主要包括感冒药、镇痛药、止咳药、助消化药、抗胃酸药、维生素类、驱虫药、滋补药、避孕药、通便药、外用药、护肤药等。列入非处方药的药物，一般都经过了较长时间的全面考察，具有疗效确切、使用方便、毒副作用小、方便贮存等优点。有关部门要求非处方药的标签与说明书要十分详尽，文字简明扼要，通俗易懂，便于患者根据自身症状作出自我判断，然后按照说明书进行自我治疗。说明书内容项目有药品名称、主要成分、药理作用、适应证、用法用量、不良反应、禁忌证、注意事项、生产日期、有效期、贮存条件、批准文字等。

　　2000年1月1日，我国《处方药与非处方药》的规定正式施行，从而使非处方药（OTC）进入百姓的日常生活。

　　长期以来，我国药品没有实行分类管理制度，除了毒性、麻醉、精神、放射、戒毒类药物外，其他药物都可以在药店买到。由于药品说明书有时并非是针对使用者而是针对医务工作者的，所以对于用药剂量、配伍禁忌、药物不良反应等事项，购药者不是一看就能正确掌握的，因而患者用错剂量、药不对症、发生不良反应的事情时有发生。推行处方药和非处方药分类管理，就可以减少上述问题。

处方药与非处方药 ▼

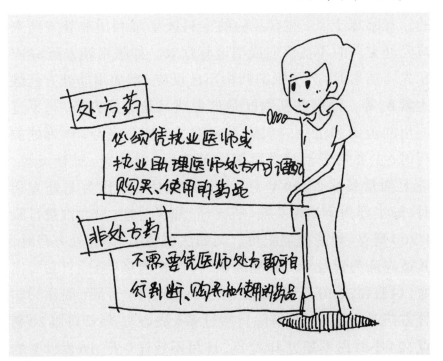

处方药

必须凭执业医师或执业助理医师处方才可调配、购买、使用的药品

非处方药

不需要凭医师处方即可自行判断、购买和使用的药品

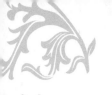

健康管理

药品分类管理是根据药品安全有效、使用方便的原则，依其品种、规格、适应证、剂量及给药途径不同，对药品分别按处方药和非处方药进行管理。包括建立相应法规、管理制度并实施监督管理。国家药品监督管理部门将药理作用大、治疗较重病症、容易产生不良反应的各类药品限定为处方药。处方药是解除病患的临床用药的主体，必须在医务人员指导下，凭执业医师签发的处方，并在医师的监护下购买使用。非处方药是方便消费者自我保健，用于快速、有效地缓解轻微病症的药品，不需要凭医生处方，可自行判断、购买和使用。对药品实行分类管理，有利于保障人民群众用药安全有效，有利于医药卫生事业健康发展，有利于逐步与国际上通行的药品管理模式接轨。

有人认为，非处方药比处方药疗效差。其实，这是认识上的误区。处方药与非处方药两者的"效果"是无法比较的。在临床上，一些有经验的专科医生常利用非处方药来减轻处方药的不良反应或增进其疗效。如服用处方药SMZ和先锋霉素时，为了抵消药物不良反应，常加用非处方药维生素B_6等。而有些药物既是处方药又是非处方药，只不过使用的范围和治疗的疾病不同罢了。如布洛芬，作为处方药时，主要用于治疗类风湿性关节炎、脊柱炎、腱鞘炎等，最大剂量日服2 400毫克，可长期服用；而作为非处方药时，却主要用于治疗头痛、肌肉痛、痛经等症，最大剂量日服1 200毫克，只能短期服用。又如法莫替丁，作为处方药时，其适应证为胃及十二指肠溃疡、应激性溃疡、急性胃黏膜出血，口服每次20毫克，每日2次，疗程为4～6周；而作为非处方药时，适应证为解除胃酸过多（烧心），每日口服20毫克，24小时内不超过40毫克，连用不超过7天，16岁以下的患者不推荐使用。再如解热镇痛药阿司匹林，用于处方药时必须遵照医嘱长期较大剂量应用，可治疗风湿、类风湿性关节炎及心血管疾病等；而用于非处方药时，用量及疗程均应给予限制，其适应证只能是退热、镇痛（指头痛、腰痛、牙痛等），用于解热只准在3天内服用，用于止痛只准在5天内服用。可见，处方药与非处方药，只是职责不同，并无疗效"好"与"差"的区别。

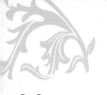

正确辨析药名

　　按照国际通例，一个上市药品主要有三个名称：化学名、通用名和商品名。其中化学名和通用名是标准名称，有些药品的通用名与化学名是一致的。而不同厂家、不同规格的同类产品可以用不同的商品名。通用名是国家规定的统一名称，同种药品的通用名一定是相同的。商品名则是由不同生产药厂对自己制剂产品所起的名字，并经过注册，具有专用权。所以同一种药物由不同药厂生产的制剂产品往往具有不同的商品名。如对乙酰氨基酚（通用名）是一种退烧药，不同药厂对它生产的制剂商品名有泰诺林、百服宁、必理通等。

　　为什么药品已经有了通用名称，还要一个商品名呢？为什么西

药品的通用名与商品名

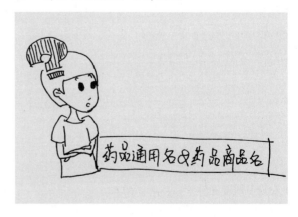

药会有商品名,而中药一般没有商品名呢?

药品需要商品名,一个最为堂皇的理由是为了便于消费者识别与记忆。特别是西药,由于大量是化学药品(无机或有机),虽然卫生部药典委员会制定了《西药(原料药)命名原则》,要求西药的中文名尽量与外文名相对应、外文名应尽量采用世界卫生组织编订的INN(国际非专利药名);在翻译化学名称时要求采用常用、简单、简短的化学名,如果有习惯用法的通俗名,要尽量采用;对于沿用已久的药名,一般不得轻易变动——这些都有助于中国消费者能够较好地区别和认识西药,有些西药译名也确实很容易被中国人所接受,如扑尔敏(马来酸氯苯那敏)、扑热息痛(对乙酰氨基酚)、安定(地西泮)、胃舒平片(复方氢氧化铝片)、心痛定(硝苯地平)等,但大多数西药按照外文名翻译过来的中文名无疑是令中国人望而生畏的,如酚麻美敏片、复方盐酸苯丙醇胺缓释胶囊等感冒药远没有泰诺、康泰克等叫起来顺口。但这绝对不是问题的全部。药品需要商品名对于消费者仅仅是个易记与否的问题,而对于生产者来说却是至关重要的:这意味着他的产品能否在市场上有效地被消费者识别和接受。如果消费者连药品的名字都叫不出来,怎么可能使这种药品畅销呢?有了一个响亮而顺口的商品名,再加上媒介的宣传,无疑会在消费者心目中留下深刻的印象。

中药则不同。多数中药名称本来就是非常贴近中国人的语言传统,而且经过长期的使用已经为消费者所熟识,如逍遥丸、定坤丹、七厘散、八珍丸等。所以一般无须再取一个商品名来称呼。再加上原来中国的药品生产企业市场意识较为薄弱,不注重药品的品牌效应,中药一般总是以一个

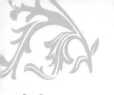

企业商标作为多种药品的商标，在药品包装上连企业的商标都很少有突出地标示的。这虽然不利于消费者对药品来源的区分，更不利于不同企业的同种药品在市场上的竞争，但这样的标示对患者来说也有一个好处：一般不可能出现同种药重复吃的情况。

大家都知道药品对于人的生命健康重要性，也清楚药品标准的重要性，而药品标准的首要内容就是药品名称。国家药典委员会制定了专门的药品命名原则，规定了一致的药品通用名称，这种通用名称一旦被国家卫生行政部门批准载入药品标准，即成为药品法定名称。按理说，药品法定名称应该是唯一的，但由于翻译的或者习惯的因素，有些药品在消费者和医生中已经有了不同的惯用名称，所以也存在着许多有两个药品法定名称的情形，如乙酰水杨酸（阿司匹林）、双嘧达莫（潘生丁）、盐酸小辟碱（盐酸黄连素）、维生素 B_1（盐酸硫胺）、维生素 C（抗坏血酸）等。另外，国家卫生行政部门又允许药品生产者拥有药品商品名，而生产者为了自身的利益，总是极力突出商品名的标示，而淡化通用名称，所以导致在消费者心目中完全不同的两个商品名，很有可能会是同一种药品。因此，消费者在选购、服用药品时一定要弄清药品的通用名。

家庭常用储备药

家庭储备常用药品是为了使一些小毛病能得到及时治疗、尽早控制，或至少能在去医院前作些临时处理。但要注意：对自己不能确诊或症状较重、变化较大的疾病，不能擅自用药，尤其是小儿生病时，常常发病急，变化大，小儿自己也难以言表，此时应去医院诊治。对成年人突发的各种病痛，老年人原有慢性病的突然变化，也应及时去医院诊治。一般来说，储备家庭药箱，应该根据家庭成员的年龄、健康情况来确定，常用的方法是将家庭药箱分为常用和专用两大类来配备。

家庭储备的常用药品可分为：

内 服 药

感冒类药

如感冒清、感冒通、速效伤风胶囊、新康泰克、银翘解毒片、板蓝根冲剂等。

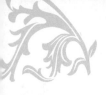

解热止痛药

如去痛片、扑热息痛、阿司匹林等。

抗生素

如复方新诺明、氟哌酸、乙酰螺旋霉素等。

消化不良药

如多酶片、复合维生素 B、吗丁啉等。

胃痛药

胃舒平等。

镇咳祛痰平喘药

如复方甘草片、止咳糖浆、咳必清、必嗽平、舒喘灵等。

抗过敏药

如扑尔敏、赛庚啶、息斯敏等。

通便药

如果导、大黄苏打片、麻仁丸等。

一般腹泻用药

黄连素、痢特灵。

镇静催眠药

如安定、苯巴比妥等。

解暑药

如人丹、十滴水、藿香正气水等。

外 用 药

外用止痛药

如伤湿止痛膏、关节镇 痛膏、麝香追风膏、红花油等。

外用消炎消毒药

如75%酒精、紫药水、红药水、2%碘酒、高锰酸钾、创可贴等。

其他类

风油精、清凉油、消毒药棉、纱布胶布等。

专用药一般是为老年人或患者所设。如患冠心病的患者,可备硝酸甘油片、速效救心丸、安定等;高血压患者可备复方罗布麻片、复方降压片等;支气管

药品储备 ▼

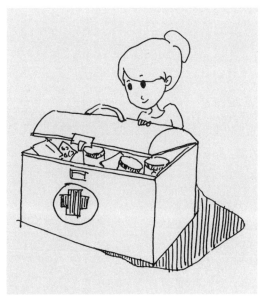

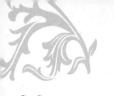

哮喘患者可备气喘剂、氨茶碱等。

　　对所有备用药品，标签必须清楚。对过期失效、霉变、潮湿粘连的，要取出处理掉，对空缺的要进行补充。口服药与外用药要分开放置，防止误用而发生危险。

　　有些水剂药物，如眼药水、合剂、酊剂等，受温度、光线等影响而变色、混浊、结晶等，要停止使用。

　　为了应急，还要准备一支体温表，一小包消毒纱布和药棉、一卷绷带和一小卷胶布。以便家人在发烧时能及时了解体温升高程度；在发生小伤小病时，可以临时进行包扎、固定、止血，然后根据病情转送到医院进行诊治。

影响药品的因素

温度对药品的影响

确定药品有效期长期试验的温度条件是25 ± 2℃。而我国地域辽阔,南方和北方温度差异极大,一年四季的温差也很大,三伏天的温度或冬季取暖设备旁的温度都常高于30℃。温度过高或过低都会导致药品变质,特别是温度过高可加速药品的挥发、氧化、水解以及形态改变、微生物生长等,从而影响药品的质量。所以药品必须按照药品说明书要求的温度储存。

大多数药品适宜在常温下（0～30℃）储存;一部分药品需在阴凉环境下（0～20℃）储存,例如多数抗生素（如头孢菌素、乙酰螺旋霉素、阿奇霉素等）、益生菌类药物（如乳酶生片、地衣芽孢杆菌胶囊、培菲康等）、部分中成药（如速效救心丸、复方丹参滴丸等）、多数外用软膏（如金霉素眼药膏、复方盐酸麻黄碱软膏、复方十一烯酸锌曲安奈德软膏等）;少数药品需放入冰箱中冷藏（2～10℃）储存,例如

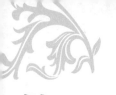

各类疫苗（如乙肝疫苗）、血液制品（如人血白蛋白）、胰岛素制剂等。

在各类药品中，酶类药物和益生菌类药物较为特殊，酶类药物可以助消化、益生菌类药物可以治腹泻，它们的共同特点就是怕"烫"。因为酶类药物的成分为蛋白质，高温下会凝固坏死；益生菌类药物中的益生菌是对人体有益的微生物，高温下会破坏其生物活性，所以在服用、保存这两类药物时都要注意避免高温。

湿度对药品的影响

确定药物有效期长期试验的湿度条件是相对适度 $50\% \sim 70\%$。湿度太大会使药物潮解、液化、稀释、变质或霉败，例如阿司匹林、酵母片、维生素 B_1、葡萄糖酸钙、胃蛋白酶、胰酶片、苯妥英钠片、复方甘草片、含碘喉片以及胶囊、胶丸制剂。湿度太小能使部分药物风化，例如硫酸阿托品、硫酸可待因、硫酸镁、明矾等。所以药物不宜放在纸袋或纸盒中储存，需放在密闭的小瓶内，置于干燥处储存。外用制剂如红花油、碘酒、碘伏、酒精等密闭保存也可避免因挥发导致药物浓度的变化。

光线对药品的影响

西药基本是化学制剂，阳光中的紫外线会加速药物的变质。特别是维生素类的，遇光后颜色会改变，药效也会降低,甚至会变成有害、有毒的物质。比如最常用的维生素C片剂,如果在变质后服用,就会使人产生胆结石。孩子常用的鱼肝油也很怕光,遇光后药效会降低。日光中所含有的紫外线对药物变化常起着催化作用,能加速药物的氧化与分解,例如维生素C、维生素A、维生素D、氢化可的松、奎尼丁、氨茶碱、普萘洛尔、硝酸甘油、哌替啶等。所以对于维生素、抗生素以及氨茶碱、硝酸甘油及各种针剂等,储存时最大禁忌就是阳光,此类药物不仅需放在瓶子里,最好摆放在避光的柜子、抽屉或专门的小药箱里储存。

考虑到某些特殊气候区域的高温、高湿等因素影响药物的稳定性,建议在特殊区域适度缩减药物的有效期,例如由原30个月适度缩减至24个月,以确保药物在有效期内的质量,减少药物的安全隐患。

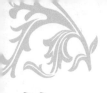
▦ 谨慎服药

药品的不良反应

药品的不良反应是指药品按正常剂量服用时出现的与治疗目的无关的药理作用。这些作用本来也是其药理作用的一部分，例如阿托品具有解除胃肠道肌肉组织痉挛作用，同时也具有扩大瞳孔的作用。当患者服用阿托品治疗胃肠道疼痛时，容易产生视物不清的不良反应。

我国对药品不良反应的定义为合格药品在正常用法、用量下出现的与用药目的无关或意外的有害反应。它不包括无意或故意超剂量用药引起的反应以及用药不当引起的反应。药品的不良反应具体是指某种药物导致的躯体及心理副反应、毒性反应、变态反应等非治疗所需的反应，这些反应可以是预期的毒副反应，也可以是无法预期的过敏性或特异性反应。

引起药品不良反应的主要原因有：

与药理作用有关的反应

如治疗鼻塞或抗过敏的抗组胺药物，可能会引起嗜睡。

与患者耐受程度有关的反应

服用止痛剂或抗生素，有的人肠胃不适，也有人在相同剂量下，并无相同反应。

与个人特异体质有关的反应

某些特定的患者，如缺乏某种酶素，当服用磺胺药时则易引起溶血反应。

过敏性反应

有时候很难预测，过敏反应有轻重之别，轻微如皮肤疹、痒，重则可能会造成过敏性休克。

药品之间产生的交互作用

同时服用多种药物，处方用药与非处方用药，中药与西药。

药品因素

治疗范围窄的药物易引起毒性、针剂易造成注射部位的伤害、穿皮贴片易引起局部过敏等。

年龄层

老人因生理功能改变，且易服用多种药物，因此较易引起不良反应。

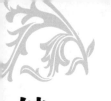

肝、肾功能不佳者，代谢药物能力差，容易蓄积药物，有时可能必须调整药物剂量来防范。

由此可见，药品的不良反应包括药品的副作用，还包括药品的毒性作用（毒性反应）等；副作用只是药品不良反应的一部分。

因此，患者在用药时要注意到以下几点：

1. 一种药物用来治疗疾病时，可能会有一些作用是患者所不想要的，此即为副作用，因此无法期望药物只有疗效而无不良反应或副作用，所以学会与其共处或者克服之，是医护人员与患者所必须面对的。

2. 任何药物服用过量都有害处，请依医嘱服药勿自行增减剂量。

3. 一般的不良反应是轻微且短暂的，通常在服药一段时间，身体会自然适应这些药物而消失，如果这些不良反应持续存在且干扰您的日常生活，可告知医师，请医师为你减轻药物剂量或者依症状开立其他药物来减缓这些反应，不必担心药物的不良反应而拒绝接受正确药物的治疗。

4. 如果发生少见且严重的不良反应则应立即告知医师，此类不良反应有：荨麻疹、瘙痒、呼吸短促或困难、颤抖、无法控制的肌肉运动、心跳异常等。

5. 药品之间的交互作用有时会造成严重的不良反应，因此接受治疗前，要告知医师目前你服用的药品，此外，未询问医师或药师前，勿自行服用其他非处方用药。

6. 有些药品突然停用会产生戒断综合征，这些并不属于药物的不良反应，但却有可能造成患者的不适，因此在使用此类药品数周后,在未告知医师前,勿自行停药。

7. 有过敏体质者应告知医师。一般情况下,药品的不良反应程度较轻,如果有人发生的不良反应程度很高,就要考虑该用别的药。患者初次服用某种药,一般从较低剂量开始,服用后仔细注意疗效怎样,有没有不良反应;如疗效、不良反应不明显,可适当增加剂量,但不能超过最大治疗剂量。增加剂量后更要密切观察有无不良反应。

慎用抗生素药品

据统计,我国每年有8万人直接或间接死于滥用抗生素,因此造成的机体损伤以及病菌耐药性更是无法估量,滥用抗生素使我们为战胜疾病的代价越来越高。

是药三分毒,抗生素也不例外。研究表明,每种抗生素对人体均有不同程度的伤害。链霉素、卡那霉素可引起眩晕、耳鸣、耳聋;庆大霉素、卡那霉素、万古霉素可损害肾脏;红霉素、林可霉素、强力霉素可引起厌食、恶心、呕吐、腹痛、腹泻等胃肠道反应;氯霉素可引起白细胞减少甚至再生障碍性贫血。同时,链霉素、氯霉素、红霉素、先锋霉素会抑制免疫功能,削弱机体抵抗力。不少抗生素还可引起恼人的皮疹。长期、反复不按规则使用抗生素会导致人体菌群失调和继发感染,对人的听力、肝、肾等产生危害,还会产生过敏和毒性反应。

与显性的伤害比起来,滥用抗生素所造成的隐性伤害更为惊心。有很多患者因为经常使用抗生素,一旦病重时再用,效果就大受影响,这是因为长期使用抗生素,使身体的病菌产生了耐药性。

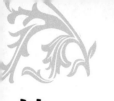

在对抗生素的认识上往往有以下一些误区：

价格越贵越好

抗生素绝对不是越贵越好，比如同一种疾病支气管炎症，引起的病菌就有数十种之多，针对感染细菌的抗生素才是有效果的，而它的价格不过10元钱。

新药优于老药

其实每种抗生素优势、劣势各不相同，要因病而异。有的老药药效稳定、价格便宜，加上不经常使用，疗效反而可能更好。

抗生素家里藏

专家建议，在家里最好不要储备抗生素，这样可以避免乱用药，贻误治病的时机，并能避免误服过期、变质、失效的抗生素。

见效快的才好

有的患者使用普通抗生素一两天后见没有明显好转，就换用其他的抗生素，或联合使用其他抗生素。这样的做法将很容易导致抗生素耐药。其实对急性感染，抗生素一般要3～5天才能起作用。请记住使用抗生素的原则是能用低级的不用高级的，用一种能解决问题的就不用两种。

无规律服用

有的患者在病情有所缓解时，便自作主张将服用剂量减少。殊不知抗生素的药效有赖于其在体内达到一定的浓度，如达不到，不但不能彻底灭菌，反而会使细菌产生耐药性。而那种为了尽快恢复健康而加大剂量的行为，也会造成同样的后果。

预防性使用

当周围的人感冒发烧或生其他病了，有的人便吃些抗生素，以为可以预防被传染。然而在大多数情况下这样做不但不能有效预防感染的发生，而且可能会带来不良反应，并且增加产生耐药性的可能。

因此，在使用抗生素时要做到以下4条原则：

准确

选用抗生素要针对致病菌种类的不同分别使用，以达到用药准确。

足量

抗菌药物的作用是干扰细菌的代谢、生长、繁殖，直到杀死病菌，这是一个持续的过程。因而就需要血液中必须保持一定的抗生素药物浓度，故服用剂量必须足量。切不可总量不足，或小剂量多次服用，以免影响效果。

全程

指药物的应用必须够一定的时间，因为只有在连续作战的情况下，才能把病原体全部彻底地消灭掉。

短时

抗生素不宜长久服用，长久服用对机体不利。

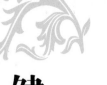

错误的服药方法

生活中生病服药是难免的,但不少人往往会忽略服药过程中应注意的种种细节,结果药是吃下去了,却往往难以收到很好的疗效。其实,服药并不是我们想象的那么简单,如果服药的方法、时间不正确,与饮食的搭配不合理,不仅不利于药效的发挥,还可能会导致各种意想不到的危险。

在日常生活中,人们通常有下面一些错误的服药方法,这需要引起我们的警惕和重视:

时间错位

不少人都将服药的时间仅理解为白天,而忽略了夜晚的存在。比如一日2次应该是每隔12小时服一次,一日3次应该是每隔8小时服1次。但不少人都在进三餐后服用,结果就会导致白天血液中的药物浓度过高,而夜间则相对较低,影响了疗效。

药量不准

药物本身是有严格的剂量限制的,超量服用有可能会引起中毒,特别是抵抗力相对较弱的老人和幼儿更要注意。不少人误以为剂量越大,起效越快,效果越好,因而便随意加大剂量,其实这是十分危险的。也有的人为了预防疾病,或者是害怕药品的不良反应,认为采用小剂量比较安全。其实这种做法非但无效,反而会贻误病情,还容易让病菌产生抗药性。

时断时续

药物能发挥疗效，主要取决于其在血液中是否保持一定时间的恒定浓度，如果不按时服药就达不到有效的浓度，也就难以控制病情、治愈疾病了。

疗程不足

药物治疗需要一定的时间，所以医生都会按病情规定一定的疗程。如果患者感到症状有所缓解而自作主张地停药，就会造成病情拖延，严重的会使病情加剧。

当停不停

一般药物达到预期疗效后，就应该及时停止用药，否则时间过长易引起药物到不良反应，如二重感染、依赖性、耳鸣或耳聋，或者是蓄积中毒等。

突然停药

许多慢性疾病需长期坚持用药来控制病情，巩固疗效，比如精神病、高血压、冠心病等，如果确需停药也应该在医生的指导下逐步进行。突然停药有的会促使旧病复发或病情加剧，也有的会出现原来疾病所没有的症状，严重的还会危及生命。

躺着服药

躺着服药，药物容易黏附于食道壁。不仅影响疗效，还可能刺激食道，引起咳嗽或局部炎症；严重的甚至损伤食道壁，埋下患食道癌的隐忧。所以，最好取坐位或站姿服药。

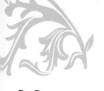

干吞药

有些人为了省事，不喝水，直接将药物干吞下去，这也是非常危险的。一方面可能与躺着服药一样损伤食道，甚至程度更严重；另一方面没有足够的水来帮助溶解，有些药物容易在体内形成结石。

对着瓶口喝药

这种情况尤其多见于喝糖浆或合剂。一方面容易污染药液，加速其变质；另一方面不能准确控制摄入的药量，要么少了达不到药效，要么服用过量增大副作用。

用饮料送药

因为牛奶、果汁、茶水、可乐等各种饮料都会与药物发生一定的相互作用，轻的会影响疗效，严重的甚至可能导致危险。如用果汁、酸性饮料送服复方阿司匹林等解热镇痛药和黄连素、乙酰螺旋霉素等糖衣抗生素，会加速药物溶解，损伤胃黏膜，重者可导致胃黏膜出血；送服氢氧化铝等碱性治胃痛药，会酸碱中和使药物完全失效；送服复方新诺明等磺胺类药物，则降低药物的溶解度，引起尿路结石。送服治疗贫血的铁剂，茶中的单宁酸就会与铁结合，减弱疗效。

喝水过多

服药后喝水过多会稀释胃酸，不利于对药物的溶解吸收。一般来说送服固体药物1小杯温水就足够了。对于糖浆，特别是止咳糖浆，需要药物覆盖在发炎的咽部黏膜表面，形成保护性的薄膜，以减轻黏膜炎症反应、阻断刺激、缓解咳嗽，所以，建议喝完糖浆 10 分钟内不要喝水。

服药后马上运动

和吃饭后一样，服药后也不能马上运动。因为药物服用后一般需要 30～60 分钟才能被胃肠溶解吸收、发挥作用，这期间需要足够的血液参与循环。而马上运动会导致胃肠等脏器血液供应不足，药物的吸收效果自然大打折扣。

最佳服药时间

近年来，随着医药科学的发展，专家们发现许多药物的疗效与用药时间密切相关。这是因为人体的生理和病理变化与昼夜节律波动现象有关。因此，应根据疾病的昼夜节律的波动规律，选择最佳服药时间，以达到最佳疗效。以下选取一些常见药物并推荐这些药物的最佳服用时间，供大家参考：

铁剂

贫血患者补充血剂，如果晚上 7 点服用，比早晨 7 点服用在血中的浓度增加 4 倍，疗效最好。

钙剂

人体的血钙水平在午夜至清晨最低。故临睡前服用补钙药可使钙得到充分的吸收和利用。

降血压药物

根据人体生物钟的节律，服降血压药 1 日 3 次，宜分别

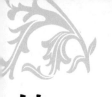

于早晨7时，下午3时和晚上7时服用，早晚两次的用药量比下午用量要适当少些。晚上临睡前不宜服用降压药，以防血压过低和心动过缓，致脑血栓形成。

抗生素及消炎类药物

抗生素药物排泄较快，为了在血液中保持一定浓度，每隔6小时应服药1次。消炎药物，如风湿性或类风湿性关节炎患者，多于每天清晨和上午关节疼痛较重。如服消炎止痛等药物，可在早晨加大剂量服1次，效果最好，且可免去中午的1次服药。

降糖药

糖尿病患者在凌晨对胰岛素最敏感，这时注射胰岛素用量小，效果好。甲糖宁宜上午8时口服，作用强而且持久，下午服用需要加大剂量才能获得相同的效果。

强心药

心脏病患者对洋地黄、地高辛和西地兰等药物，在凌晨时最为敏感，此时服药，疗效倍增。

抗哮喘药

氨茶碱宜在早晨7时左右服用，效果最佳。

抗过敏药

赛庚啶在早晨7时左右服用，能使药效维持15～17小时，而晚上7时服用，只能维持6～8小时。

激素类药

人体对激素类药的反应也有时间节律。由于人体肾上腺皮质激素的分泌高峰在上午7时左右,故在每天上午7时一次性给药疗效最佳。

解热镇痛药

如阿司匹林在早晨7时左右(餐后)服用疗效高而持久,若在下午6时和晚上10时服用,则效果较差。

降胆固醇药

由于人体内的胆固醇和其他血脂的产生在晚上会增加,因此,患者宜在吃晚饭时服用降胆固醇的药物。

抑制胃酸的药

如雷尼替丁、法莫替丁等抑制胃酸的药可以选择每晚睡前服用,因为胃酸的分泌有昼少夜多的规律。

中成药的不良反应

一般来讲,良好的安全性是中成药的优点之一,因为生产中成药所采用的中药材大都是天然药品,但既然是药就都会有不良反应。而且,随着中医诊断的过度西化(仪器化),中成药消费的工业化(用药的个体化越来越少见),其用药过程中的过敏、中毒亦不鲜见。在日常用药中,中成药的不良反应常被忽视。其实中成药的不良反应也显而易

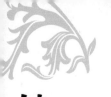

见,人们也应引起警惕和提防。

中成药的不良反应,常见的有以下几种:

皮肤过敏症状

如内服中成药藿香正气丸、银翘解毒片、云南白药等;外用中药生肌散、麝香虎骨膏、狗皮膏等;注射用中成药穿心莲注射液、复方地龙注射液等。均可出现荨麻疹、药疹、全身瘙痒及剥脱性皮炎等。

胃肠道症状

有些人服用含大黄、地黄等制剂的中成药后,如附桂八味丸、六味地黄丸、排石冲剂等,容易引起食欲不振,消化不良、腹痛腹泻等肠胃道症状。

神经精神症状

表现为头晕目眩、四肢困乏、心慌、睡眠障碍(失眠或嗜睡)等精神神经症状,常见于服用人参养荣丸、人参归脾丸、人参大补膏等。

肝肾损害

肝损害表现为食欲不振,困乏无力,甚至肝区压痛,肝脏肿大,肝功能异常;肾损害表现为面目微肿,腰痛、尿频尿急、血尿、蛋白尿偶见。如过量服用七厘散、朱砂安神丸、云南白药、六神丸等药,会引起上述肝肾损害症状。一般来说,中成药的不良反应较轻,时间较短,要仔细观察,才能发现。一旦发现不良反应,可根据具体情况处理。如减轻剂量,立即停药,或更换药效相同的其他中成药,如果反应严重者,须及时进行解救。

为了避免中成药不良反应的发生,医生要全面掌握中药的性味、功能、用法用量、毒性、配伍宜忌等方面的基本知识,还要熟悉中药现代药理知识,了解每味中药的主要成分、体内代谢、不良反应等。作为患者,一般不要擅自购药,一定要在医生指导下购药。

其次要了解中成药的主要药材成分、用法、用量、配伍宜忌等。国务院发布的《医疗用毒性药品管理办法》确定的管制使用的中药有28种。例如,含有中药材黄药子的中成药,有明显的肝毒性,过量或长期应用,可导致肝脏损害;含有关木通、广防己、马兜铃的中成药因含马兜铃酸,具有明显的肾毒性,使用不当会导致肾损害;含蟾酥的中成药,使用不当会导致心脏损害和心律失常;含马钱子的中成药,使用过量会引起神经系统损害。外用的中成药一般避免内服。

有时为了提高疗效,多种中成药配合使用,有可能使其中的某项成分重复使用,使其剂量增大,如果是毒性药材或者药性峻烈的药味,很容易发生不良反应。还有可能在不同中成药之间出现配伍禁忌,如附子理中丸与金匮肾气丸配合应用,因两种中成药均含有附子(主要成分为乌头碱)这味中药,有可能引起不良反应。如含有乌头的中成药与含有贝母、半夏等治疗咳嗽的中成药配合应用,就会出现配伍禁忌。

最后要注意不可长期服用中成药。有些中成药毒性小,但长期服用,可蓄积中毒。

第七篇

健康体检

常规·预防

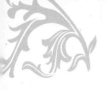

■ 体检须知

定期体检的必要性

近年来,人类的平均寿命虽然在延长,但是,一个不争的事实仍应引起人们的重视,那就是健康的寿命时间在缩短,许多疾病的患病年龄不断在下降,如二十几岁就有患癌症的。其实,这往往是因为人们忽略了一个重要问题——人体就像机器一样,年复一年地使用,总存在着老化磨损的现象。要保持"机器"的正常良好的运行,定期检查保养不可少。所以,要保持人体健康的状态,早期发现疾病的蛛丝马迹很重要,定期体检就是最佳途径。

体检是预防疾病的有效手段之一,通过体检,可以了解自身健康状况,发现一些不易察觉的早期疾病,以便及时预防,终止疾病的发生、发展,收到事半功倍的效果,体检是为了发现一些不健康的信息,使产生疾病的危险因素被及时排除,定期进行全面的健康体检,是自我保健的重要方式之一。

定期体检,可以帮助人们纠正不良生活方式的影响,克服致病因素,能指导修正调节机制,维持机体内外环境平衡,早期预防、早诊断、病灶小、早治疗,将疾病消灭于萌芽状态,治疗彻底。

健康是人类的基本需求,体检则是对健康状况的评估和检测。定期检查是从望、触、叩、听的结论中,发现新的异常体征,是从常规检查数据的量变中,看出身体质变的信息,所以说,定期体检是非常重要的。

但是,在对待体检的问题上,人们往往存在着许多模糊的认识,这就会给身体健康埋伏下诸多隐患:

自信年轻身体好,无须检查,可查可不查

人到了40岁以上或有家族病史者,加上不良的生活习惯和现代社会无处不在的竞争压力,或多或少都会有一些疾病的危险因子潜伏着,有的表面上"健康",自我感觉良好,而体内潜伏的致病因素正在发展变化之中,待出现症状再进行治疗,常常已延误了时机。

认为检查一次,三五年无忧

我们每个人是一个动态系统,每时每刻都在不停地发生着细微的变化。一次体检的结果并不具有长期的稳定,甚至几天、几个月内就有改变,因为有些疾病的发展速度很快,而且症状不明显,自己察觉不到,如自己察觉到了可能已经错过最佳治疗时机。所以,坚持定期体检是非常必要的,通过定期体检能及时发现潜伏的疾病,取得最佳良好的治疗效果。

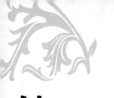

健康
康
管理

其实，医疗仪器不是百分百的准确，也有漏诊及查不到的位置，比如：医生的直肠指诊的诊断率比较高，不易漏诊和误诊，所以说不能轻视医生的查体。

体检时抓大病放小病

体检时，有的人只重视身体的重要器官，忽视了小科疾病，比如：眼、耳、鼻、喉科放弃检查。如眼底视网膜是全身唯一可用肉眼直接观察到末梢血管，对全身系统疾病（如高血压、糖尿病）的诊断及治疗都有重要的指导意义。

体检后不重视复查

体检后，医生会对某些体检结果给出一些建议或需要复查的指导意见，但有的人会认为这些都是小毛病，没必要复查。其实应该重视一些不起眼的小毛病，这可能就是大毛病的先兆，而复查就是有针对性的进一步明确诊断，以达到排除或确诊的目的。

体检报告单随手扔

有很多人体检后，看完结果就随手将体检报告单扔掉或乱放，觉得没有查出毛病，就没有保留的必要。其实，每个人每一次不同的体检指标都会有差别，如果其中某项指标有了很大变化，那就有必要引起重视了，而这就需要将每次的体检报告单做一比较才能及时发现问题，所以，体检报告单要好好保存，切勿乱扔，以便作为比较参考。

各年龄段、各类人群体检的侧重点

很多疾病的最初发现都能在体检中发现，而各年龄段、各类人群都有自己体检的重点，所以体检的时间间隔和项目选择因人而异，要区别对待，根据自己的年龄、性别、职业、健康状况和家族病史等进行全面考虑。

婴幼儿

1岁以内：在3、6、9、12个月各检查一次。前三次检查的项目主要是身高、体重等体格测量和评定、心肺听诊；在第12个月的检查中，应包括智力测定和血常规检查。

1～3岁的幼儿：每半年要体检一次，体检项目包括身高、体重等体格测量和评定、心肺听诊。

婴幼儿的体检一般应在妇幼保健医院进行。

青少年

应每年做一次体检，重点在于了解生长发育情况。一般体检项目包括身高、体重、肺活量、血压、视力、沙眼、口腔（龋齿、牙周疾病）、心脏、肺、脊柱、平足、血红蛋白、骨龄等。检查项目应主要针对生长发育的一些指标，视力、色觉等方面的检查对青少年很重要，通过这些检查可以早期发现弱视、斜视、近视、色盲及色弱等眼部疾病。

中青年

应每1～2年做一次体检。中青年人群体检应当在基础项目上有针对性地作一些多发病、常见病的检查：一是

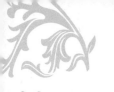
测量身高、体重、腹围、血压；二是空腹血糖、血脂等血液检查；三是腹部 B 超检查；四是心电图检查。此外，长期伏案工作者应当增加颈椎摄片检查。有吸烟习惯的人应定期进行胸部 X 线和肺功能检查。有饮酒习惯的人要定期进行肝功能检查。成年女性每年应进行一次常规妇科检查，还要定期进行乳房检查。

30 岁左右的青年人，工作紧张，流动范围大，得传染病的机会多，肝炎、肺部感染、泌尿系感染、上消化道等疾病高发，所以这个年龄段体检要查肝功能、乙肝五项、胸部 X 线。

45 岁左右的人，身心已逐渐出现轻度失调，此时体检的重点是：脂肪肝、高血压、心脏病、糖尿病，还有白领中常见的颈椎病。在体检常规项目外，还应重视血脂、血糖、心电图、腹部 B 超、颈椎的检查，男性需查前列腺，女性需查卵巢、子宫、乳腺。

中老年

应每年做一次体检。45～60 岁的中老年人，应当增加一些如肿瘤标志物检测、血液流变学检测、心脏彩超、颈动脉彩超等检测。更年期妇女尤其不能忽视妇科检查。

女性 45 岁以上、男性 50 岁以上者，都应定期检查骨密度。男性不能忽视前列腺检查，特别是有泌尿问题，如尿频、尿急、夜尿多的中老年男性，更不能忽视这项检查。

老年人

60 岁以上的老年人各种疾病的患病率明显增加。因此，检查的间隔时间应缩短至半年左右。心脑血管检查是60 岁以上的老年人体检的重点，尤其是心电图检查，可了

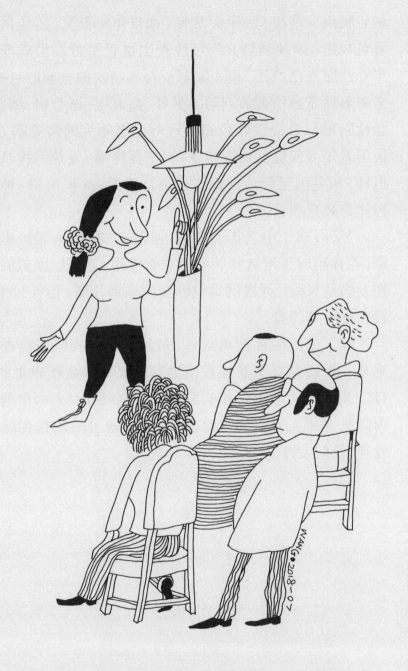

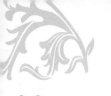

解心肌供血情况、心律失常等；如果年纪很大，还应做心脏彩色B超；做颈动脉B超可检查出血管是否发生病变。老年女性即使已绝经，也不能忽视每年一次的全面妇科检查，老年男性还应检查前列腺。另外，高血压、冠心病、糖尿病、恶性肿瘤以及慢性呼吸道疾病等是老年人的常见病，并且由于老年人各脏器功能减退，对躯体疼痛、发热等症状反应迟钝，极易因延误治疗而损伤脏器功能，应把内科、神经内科作为必查项目。

　　另外，对于中老年人来说，如果家族中有人曾经患过肿瘤，在体检时还可选择肿瘤标志物检测，这可以降低肿瘤晚期发病的风险，可提供常见肿瘤的辅助诊断、治疗效果、预后和复发等信息。

　　除了常规的体检项目外，每年进行一次眼底检查也很重要。眼底检查是能够直接早期发现动脉血管硬化的"窗口"，对于预防心血管疾病的发生和发展有很大的帮助。白内障是老年人致盲的主要疾病之一，通过早期检查能早期发现，及时治疗。

体检项目

常规体检项目和注意点

大体上常规体检项目可以分为以下情况：

内科

血压、心率、心律、心杂音、心界、肺、肝、脾、肾、腹部压痛、肠鸣音、神经系统检查。

外科

身高、体重、脊柱、皮肤、淋巴结、四肢关节、乳腺、甲状腺、肛门直肠、前列腺、泌尿生殖器、腹股沟。

妇科

外阴、阴道、宫体、附件、阴道涂片、病理检查。

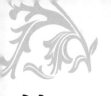

眼科

视力、沙眼、辨色力、角膜、结膜、眼底。

耳鼻喉科

听力、外耳道、鼻窦、鼻咽、咽、喉。

口腔科

唇、腭、牙齿、牙龈、口腔黏膜。

心电图

B超

肝、胆、脾、肾。

胸部透视

▼ 常规体检

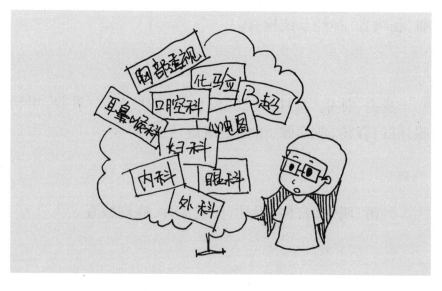

化验

谷丙转氨酶、乙型肝炎表面抗原（澳抗）

血糖

血脂：胆固醇 三酰甘油

甲胎蛋白

肌酐、尿素氮

在到医院进行体检时，要注意以下几点。

1. 体检前一天要注意休息，避免剧烈运动和情绪激动，保证充足睡眠，以免影响体检结果。体检前一天的晚上8时后避免进食，体检当日早晨应禁食、禁水。

2. 体检前几天，要注意饮食，不要吃过多油腻、不易消化的食物，不饮酒，不要吃对肝、肾功能有损害的药物。

3. 注意保持血压的稳定。

4. 体检当日，不要化妆，不要穿连衣裙、连裤袜。

5. 如曾经动过手术的，带上相关病历和有关资料。

6. 进行前列腺或妇科B超检查，要保持膀胱充盈（胀尿）。

7. 需要妇科检查，检查前请排清小便。

8. 妊娠妇女不要参加X线的检查。

9. 妇女在月经期内不要留取尿液标本，不要做妇科检查，月经期后再作检查。

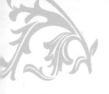

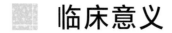

临床意义

血生化检查

谷草转氨酶（AST）

急性心肌梗死、急慢性肝炎或服用药物等可引起AST活性增高。

谷丙转氨酶（ALT）

肝胆疾病、心血管疾病、骨骼肌疾病等可引起ALT活性增高。

AST/ALT

正常则临床意义不大，若两者升高，AST/ALT＞1，多为急性肝炎早期，肝硬化等，AST/ALT＜1，多为慢性迁延性肝炎。

肌酐（CRE）

增高见于各种原因引起的肾实质性损害。

总胆固醇（CHOL）

增高见于动脉粥样硬化、肾病综合征、糖尿病等；减低：甲状腺功能亢进、恶性贫血等。

高密度脂蛋白（HDL-C）

与冠心病发病及冠状动脉硬化病变程度呈负相关，冠心病患者总胆固醇即使正常，HDL-C亦可降低。

低密度脂蛋白（LDL-C）

增高见于动脉粥样硬化、肾病综合征、糖尿病等；减低见于甲状腺功能亢进、恶性贫血等。

三酰甘油（TG）

增高见于冠心病、肾病综合征、糖尿病等；减低见于甲状腺功能亢进、肝功能严重衰竭等。

尿酸（UA）

增高见于痛风、白血病、多发性骨髓瘤、肾功能减退等；减低见于遗传性黄嘌呤尿症等。

空腹血糖（GLU）

增高见于内分泌腺功能障碍（如糖尿病），应进一步行葡萄糖耐量实验检查；减低见于胰岛素分泌过多（如胰岛素瘤），严重肝病等。

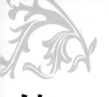
乙肝免疫检查

乙肝表面抗原（HbsAg）

正常参考值为阴性，阳性提示有乙肝病毒感染。

乙肝两对半

乙肝表面抗原（HBsAg），乙肝表面抗体（抗-HBs），乙肝e抗原（HBeAg），乙肝e抗体（抗-HBe），核心抗体（抗-HBc）；正常参考值均为阴性或仅乙肝表面抗体（抗-HBs）阳性；不同阳性组合有不同临床意义，具体请咨询医师。

常见肿瘤标志物检查

甲胎球蛋白（AFP）

正常参考值为阴性；轻度增高见于妊娠、慢性肝炎或肝硬化，明显增高（如 > 400μg/L）见于原发性肝癌。

癌胚抗原（CEA）

正常参考值为阴性；阳性常见于消化道肿瘤及肺癌。

EB病毒抗体（VCA-IgA）

正常参考值为阴性；低滴度见于病毒感染，慢性鼻炎，高滴度（ > 1/40）以上对鼻咽癌有辅助诊断作用。

放射科检查

胸部X线透视

检查胸廓、心脏、气管、肺部、胸膜、横膈、纵膈；可发现胸廓、胸腔及纵膈软组织的多种疾病，胸腔积液病变。

胸部X线片

检查纵膈；可发现心脏搏动异常、心脏和大血管的多种疾病、肺部阴影、肿块、炎症、阻塞或扩张、结核、肿瘤及其他多种疾病。

颈椎、腰椎X线片

检查颈椎、椎体、椎间隙、椎体软组织、骨质；可发现颈椎或腰椎生理曲度异常、椎体骨质增生、椎体退行性病变和椎间盘病变。

超声检查

腹部

检查肝、胆、脾、肾；可发现肝大、脂肪肝、肝硬化、肝囊肿、肝血管瘤、肝癌、胆囊息肉、胆囊结石、胆囊癌、胰腺假性囊肿、胰腺癌、肾囊肿、肾结石、肾癌。

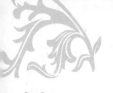

盆腔

检查前列腺、子宫、卵巢；可发现前列腺增生、前列腺囊肿、前列腺癌、子宫增大、子宫肌瘤、卵巢囊肿、卵巢癌。

颈部

检查甲状腺、颈动脉；可发现结节性甲状腺肿、甲状腺腺瘤、甲状腺囊肿、甲状腺癌、颈动脉硬化、颈动脉斑块形成。

乳腺

检查乳腺；可发现乳腺增生、乳腺囊肿、乳腺纤维腺瘤、乳腺癌。

心脏

检查心脏；可发现风湿性瓣膜病、原发性心肌病、心包积液、先天性心脏病。

其 他 检 查

血压测定

正常值 < 140/90 mmHg，理想血压为 120/80 mmHg。

心电图

了解心率，有无心律失常，心肌缺血等。

骨密度检测

骨密度检测是检查各种原因引起的骨量减少或骨质疏松症的重要方法,与一般生化检验、X线片相比,骨密度测量有利于早期发现骨量减少和估计骨质疏松的程度。

体 检 目 的

血常规

了解身体是否有感染、贫血等。

尿常规

了解膀胱、输尿管、肾脏的功能。

血型

了解自己的具体血型。

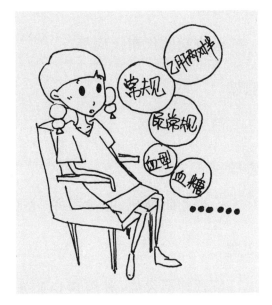

体检项目 ▲

乙肝两对半

检测有无乙型肝炎、是否具有传染性,预测预后及目前有无抵抗乙肝的抗体。

肝功能3项

诊断有无急、慢性肝炎、肝脏功能是否异常。

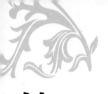

健 康
管理

肝功能7项

了解肝细胞的功能状态、肝脏功能酶的是否异常。

肾功能3项

检查肾脏疾病、痛风等。

肾功能6项

了解肾脏、泌尿系统的功能。

血脂3项

检查脂肪代谢疾病等。

血糖

筛查糖尿病。

心电图

检查心肌梗死、心律不齐、心肌缺血等疾病。

胸透

检查肺部炎症、肿瘤和心脏及大血管疾病等。

B超

了解肝、胆、脾的形态、有无占位性病变。

妇检

初步诊断外阴、阴道、宫颈、子宫及附件的疾病。

白带常规

检查阴道分泌物的清洁度及有无滴虫、念珠等病源菌。

宫颈病理涂片

通过巴氏染色检查宫颈脱落细胞有无炎症和恶性病变。

红外线乳腺检查

检查乳腺增生、炎症及可疑的肿块。

乳腺钼靶

早期发现乳腺癌。

HPV 23个亚型检测

高危型感染在宫颈癌的早期诊断中具有重要的临床预警意义。

液基细胞学检查（LCT）

与传统巴氏涂片相比，它能更有效地采集宫颈细胞、制片染色，克服了巴氏涂片过高的假阴性率，从而更灵敏、更准确地发现早期宫颈癌及癌前病变。

阴道镜

借助阴道镜5～40倍的放大功能，可观察到一些肉眼所不能发现的病变，从而提高宫颈癌前病变的检出率。

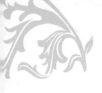

健康
管理

致畸五项

了解生育、遗传的安全性。

查环查孕

定期检查宫内节育器的位置,是否有意外妊娠。

心肌酶谱 3 项

了解心脏的生物功能。

电解质 5 项

了解体内电解质的是否平衡。

骨代谢 3 项

了解骨的营养状况。

风湿 3 项

检测是否感染风湿疾病。

女性性激素 6 项

检测更年期性腺激素水平。

甲状腺功能 3 项

检测 T3、T4 水平的变化,反应甲状腺功能。

彩色 B 型超生检查

检查方法更准确。

阴式彩超

通过阴道直接观察女性生殖系统的情况；无须憋尿、随到随查、经期例外。

乳腺彩超

了解乳房的组织情况，有无增生或占位性变。

X线胸片

了解胸腔是否有占位性变、炎症、结核等疾病。

前列腺液常规

了解前列腺的分泌等功能是否异常。

精液常规

检查精子的数量、成活率等。

梅毒血清常规

提示梅毒感染。

艾滋病抗体检测

艾滋病初筛检测。

支原体培养

是否有支原体感染。

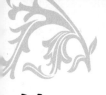

健康
管理

支原体培养＋药敏

是否感染支原体及敏感的药物。

支原体抗原检测

准确地知道是否支原体感染。

淋球菌培养

是否有淋球菌感染。

BV确诊试验

是否有细菌性阴道病、阴道菌群是否失调等。

癌胚抗原

是否有癌症的早期反应性变及间接参考指标。

甲胎蛋白

早期筛查多种肿瘤的间接参考指标。

乳糖耐受试验

对乳糖是否耐受；饮用牛奶是否适宜的评价。

尿碘水平测试

是否碘摄入正常、缺碘、摄入过高的评价。

骨源性碱性磷酸酶测定

对是否缺钙、骨健康的评价。

结 果 参 考

许多人在体检后对结果非常关心，然而，真正能够看懂各项指标是否正常的人却不多。一般体检，包括外科、耳鼻喉科、内科（血压、心电图、B超）、妇科以及X光等项目，其结果一看就明白，而像验血等项目中的指标结果虽然有正常参考值对照附于每项结果之旁，但真正知道其意义的人并不多。下面把一些体检项目开列于下供大家参考（临床意义）：

葡萄糖（血糖glu）

增高——生理性增高见于餐后1～2小时、情绪紧张等；注射葡萄糖或肾上腺素后、胰岛素不足（糖尿病）、颅内压增高、脱水等。

减低——生理性减低见于饥饿、运动等；胰腺癌、注射或口服过量胰岛素或降血糖药物、严重肝病等。

尿素氮

增高——各种原因引起脱水、休克、心功能衰竭的肾前性病理性增高、各种肾脏疾患所致的肾功能不全或衰竭、尿路梗阻等。

减低——严重肝病、肝坏死等。

尿酸

增高——痛风、白血病、多发性骨髓瘤、红细胞增多症、肾功能减退、子痫、中毒性肝病等。

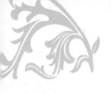

减低——遗传性黄嘌呤尿症等。

总胆固醇

增高——动脉粥样硬化、肾病综合征、胆总管阻塞、糖尿病、黏液性水肿等。

减低——甲亢、恶性贫血、溶血性贫血等。

三酰甘油

增高——冠心病、糖尿病、肾病综合征、先天性脂蛋白酶缺陷、脂肪肝等。

减低——甲亢、肝功能严重衰竭等。

高密度脂蛋白

减低——冠心病、动脉粥样硬化。因其称为冠心病的保护因子,故增高时反有益。

脂蛋白

增高——高脂血症、动脉粥样硬化症。因其称为致动脉硬化脂蛋白,故减低时反有益。

甲胎蛋白

增高——肝癌、肝硬化、恶性畸胎瘤、肝母细胞瘤、卵黄囊肿瘤、急性肝炎、重症肝炎恢复期等。

EB病毒壳抗体

阳性——EB病毒感染、鼻咽癌。

癌胚抗原

增高——结肠癌、直肠癌、胰癌、胆管癌、胃癌及其他癌症，吸烟的老年男性有增高倾向。

丙氨酸氨基转移酶、天门冬氨酸氨基转移酶

增高——肝胆疾病、心血管疾病、服用损肝药物、饮酒过量等。

乙肝表面抗原和抗体、乙肝 e 抗原和抗体、乙肝核心抗体

以上即为乙肝的"两对半"，正常均为阴性。

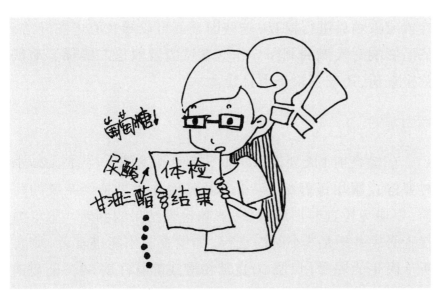

体检结果 ▲

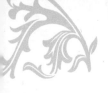

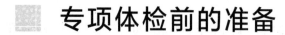

专项体检前的准备

心电图体检

检查前应安静休息 5 分钟左右，不能在跑步、饱餐、吃冷饮或吸烟后进行检查，这些因素都可以导致心电图异常，从而影响对疾病的判断。作饱餐试验及双倍二级梯运动试验检查前，还应于检查当日禁食。

脑电图体检

在检查前 1 天要洗头，且不能使用发油。检查前 24 小时要停止服用镇静剂、兴奋剂及其他作用于神经系统的药物，以避免检查时形成假象，影响检查结果的判断。脑电图检查必须在饭后 3 小时内进行，如检查前不能进食者，则要听从医生的安排，口服 50 克糖粉液或静脉注射 50％ 葡萄糖 40 毫升，以防因低血糖而影响检查的结果。

甲状腺碘试验

检查时必须是空腹，检查前不能服用含碘制剂或吃含碘量丰富的食物，如海带、海蜇、紫菜等。

肾功能检查

检查前一定要排空小便，不得饮用茶和咖啡，不能服用利尿剂。

纤维内窥镜检查

支气管纤维镜检查4小时前要禁食、禁水，以免因检查刺激引起呕吐。戴有活动假牙者，检查前一定要取下，防止检查过程中假牙脱落而误入气管或食管内。胃镜检查前的6～8小时要禁食，防止插管时呕吐和影响检查所见，检查前还要排空大小便。肠镜检查前3天应吃少渣饮食，检查前1天服泻药，检查前3小时要灌肠，以排空肠腔内的粪便。

CT检查

做腹部CT检查前必须禁食、禁水，以免形成伪影，影响CT图像质量。其他部位的CT检查则不必禁食禁水。

选择性心血管造影

检查前3～4小时禁食。认真练习医生教给的检查中所需要做的动作，如吸气、闭气，以配合检查。

胆道造影

做口服造影剂检查时，检查前1天中午要吃脂肪餐，使胆囊内的胆汁排空，晚餐以无油高糖食物为好。晚餐后7时左右要按医生交代服用造影剂，然后禁食。做静脉造影检查时，同样于检查前1天的中午吃脂肪餐，检查当日早晨禁食。如果有急性炎症、发热、腹痛、急性黄疸等，待好转后

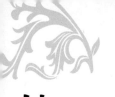

再做此项检查。

泌尿系及男性生殖系造影

检查前1天的晚餐应吃软食，此后就要禁食。检查前1天的晚上还要服泻药以清除肠腔内的积气、积粪。检查之前要排空小便。

女性生殖系统造影

在检查之前，要排空大小便，未解大便者要灌肠，还要剃除阴毛，清洗阴道。

化验室体检

抽血作生化指标检查时，应在早餐前抽空腹血，这样查出的结果较为准确。尤其是检查肝功、血糖、血脂等项目，对于空腹的要求更为严格。

认清亚健康

亚健康是指介于健康与疾病之间的一种生理功能低下的非健康状态，也称之为慢性疲劳综合征，就是指人体虽然没有发病，但身体或器官中已经有危害因子或危害因素的存在，这些危害因子或危害因素就像是埋伏在人体中的定时炸弹，随时可能爆炸；或是潜伏在身体中的毒瘤，缓慢地侵害着机体，如不及时清除，就可导致发病。

世界卫生组织曾组织过全球性的调查，结果真正健康的人仅占5%，患有各种疾病的人占20%，而75%的人处于亚健康状态，所以说亚健康对人类的威胁已到了非控制不可的程度了。

亚健康症状

亚健康现在还没有明确的医学指标来诊断，因此易被人们所忽视。一般来说，如果你没有什么明显的病症，但又长时间处于以下的一种或几种状态中，就要注意亚健康已

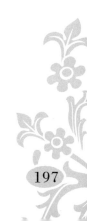

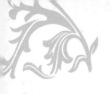

向你发出警报了。

衰老

衰老就是机体组织器官的形态结构和生理功能方面出现了一系列慢性、进行性和退化性的变化,导致生物体适应能力和储备能力的日趋下降,这一变化过程的不断发展就是衰老。亚健康和生理性衰老两者之间的状态基本一致,均在生理和代谢过程中都有功能低下的特点,因而人的生理性衰老也就是亚健康状态。

疲劳

躯体亚健康的表现很多,最重要的是疲劳。亚健康状态的躯体疲劳会令人感到乏力和困倦,而且这种感觉在短时间是不能消除的,整个人整天有一种睡不醒、提不起精神、浑身没有一点力气的感觉。另外还有一个特点,就是常

▼ 亚健康症状

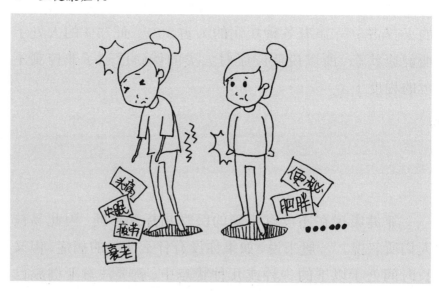

常感到疲劳，但又说不出具体的部位，总感到浑身不舒服、不舒展，总想找到一些毛病，但又都不像。因此，这种疲劳是一种说不清楚的疲劳，也就是亚健康的最具体的表现。疲劳不局限在体力方面，还包括脑力疲劳、精神疲劳、心理疲劳和病理疲劳等几方面。

失眠

亚健康的成因十分复杂，有生理、心理、精神等各方面的因素，但是生活无规律、睡眠长期不足、免疫能力下降、人长期处于慢性疲劳状态是引发亚健康的主要原因。其中睡眠长期不足、经常处于失眠状态，则是亚健康的最主要标志和症状。人长期失眠，会使免疫防护能力受损，病毒、细菌就会乘虚而入。因而，失眠会使人的免疫能力下降，从而导致亚健康。

头痛

头痛是极其普遍的一种症状，除了少数因为疾病引起的头痛外，大多数头痛的人，只是一种症状，并无什么特异性，往往去医院就诊却检查不出实质性的疾病，一般只要好好休息一下，头痛的症状就会消失，其中尤以亚健康状态的人群中患这类查找不出原因的头痛患者最多。当人因为工作而过度疲劳和情绪过度紧张及不安时，常常会在额头、太阳穴或顶枕部出现持续性的钝痛、重压和紧箍感。这类头痛均与疾病无关，是亚健康状态的一个重要标志。

贫血

贫血的出现可能是由疾病造成的，也可能是受生活习

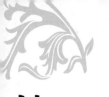

惯和工作环境所影响。由于血液中红细胞减少，人体就会出现供氧不足，产生心悸、憋气、头痛、疲劳等一系列亚健康症状。

肥胖

肥胖作为亚健康的典型表现，已成为人的生命健康的最大威胁。肥胖是作为一种症状存在着的，是许多严重疾病的先兆，比如肥胖容易引发高血压和高血脂，肥胖会引发糖尿病，肥胖者最容易患心脑血管疾病，特别是心脏病的发生，肥胖还会增加癌症的发病率。肥胖的危害之多，是其他亚健康症状无法相比的。

便秘

食物从摄入到残渣的排出，一般应在24小时内完成。如果因为排便不畅，这些残渣就会堆积在肠子里，将肠子变成了垃圾堆放场，任凭这些残渣发酵、变质、散发出可怕的毒素。这些毒素又被肠壁吸收，进入血液循环被输送到人身体的各个部位，将导致人的心血管系统、呼吸系统、消化系统及内分泌系统的失调，带来一系列的亚健康症状。便秘的可怕之处还在于，它会导致肠道、肛肠病变甚至癌变。

脂肪肝

脂肪肝是脂肪代谢异常的产物，它与营养过度、用药过量、内分泌障碍、缺氧、感染等多种致病因素有关，所以脂肪肝只是肝脏的一种病理现象，是多种致病原因的集中表现，因而脂肪肝不是独立的疾病，而是人体进入亚健康状态时来自肝脏的预警信号。

骨质疏松

骨质疏松指的是人体中骨量的流失,发生的原因主要有:因年龄增长导致骨的新生明显低于骨的减少;激素失去了平衡;由于偏食等营养的因素导致钙、磷等物质的摄入减少;缺乏运动;烟酒影响;过多食用肉制品使体液呈酸性,导致钙质流失,造成骨质疏松。

问题皮肤

皮肤作为人体中的一大器官,同人的其他器官一样,不仅有生命,而且一样会疲劳。皮肤疲劳的症状,主要表现在新陈代谢明显减慢,皮肤的血液微循环明显缺乏活力,结果导致眼眶周围出现皱纹,面颊上显现出色素沉着,皮肤显得灰暗,没有光泽,出现亚健康状态。

排尿困难

排尿是人的正常生理反应,然而却有不少人会出现排尿异常,如尿频、尿急、尿痛、尿潴留、尿失禁、尿流中断等,这些症状的出现有时还会伴有疼痛、血尿、少尿及尿道分泌物等问题。排尿异常的引发因素中,亚健康的问题往往特别容易被人们所忽视,如人过度疲劳后,就会出现尿频;人如果过度纵欲,也会出现排尿困难。又如人在极度恐惧和焦虑时,会出现尿失禁和尿潴留。

胸闷、胸痛

生活中绝大部分人的胸闷都不是心脏病所引起的,如有人遇上不愉快的事情会胸闷;有的人同别人发生争执会

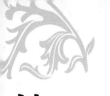
胸闷；有的人在空气不流通的环境中会出现胸闷；也有的人特别疲劳时也会出现胸闷。以上所述的胸闷，基本上是亚健康的症状。

食欲不佳

常常有人抱怨自己"没有胃口""吃不下饭""没有食欲"。其实，这种现象也是亚健康的一个症状。因为食欲差与疲劳等亚健康症状是互为一体的。往往出现疲劳症状的人，一般食欲均很差。反过来说，胃口长期不好、吃不下饭的人，自然容易产生疲劳。食欲差是与本人的情绪密不可分的，由于面临激烈的竞争和快节奏的工作，人所面临的压力越来越大，在这种情况下用餐，人体消化液的分泌就会受到压抑，影响食物的消化和吸收，导致胃肠蠕动功能失调，不仅会影响食欲，长久下去还会诱发胃肠的疾病。

"心病"

是心理亚健康的一种表现，具体可分成11种症状，一是紧张，二是多疑，三是自卑，四是嫉妒，五是敏感，六是抑郁，七是骄傲，八是恐惧，九是残酷，十是压抑，十一是不良嗜好。这些心理亚健康的表现，如不能及时分解，均有可能形成严重的心理障碍。

亚健康的症状多种多样，又不固定，它是人体处于健康和疾病之间的过渡阶段，在身体上、心理上没有疾病表现，但主观上去有许多不适的症状和心理体验。对于这些表现，要引起我们的足够重视，首先要通过体检来排除器质性疾病的可能，然后要从改变生活方式入手，积极释放各种生活、工作上的压力，让亚健康远离我们。

附　录

《中国居民膳食指南（2016）》简介

营养，是人类维持生命、生长发育和健康的重要物质基础，是人类体能与智能发展的必要条件。为改善国民营养状况，我国政府先后颁布了中国营养改善行动计划、中国食物与营养发展纲要等重要文件，启动了农村义务教育学生营养改善计划、贫困地区儿童营养改善项目等惠民工程，对促进国民营养健康发挥了至关重要的作用。

随着我国社会经济的迅速发展和卫生服务水平的不断提高，我国居民健康状况和营养水平不断改善，人均预期寿命逐年增长。但2015年发布的《中国居民营养与慢性病状况报告》显示，虽然我国居民膳食能量供给充足，体格发育与营养状况总体改善，但是，居民膳食结构仍存在不合理现象，豆类、奶类消费量依然偏低，脂肪摄入量过多，部分地区营养不良的问题依然存在，超重肥胖问题凸显，与膳食营养相关的慢性病对我国居民健康的威胁日益严重。全国

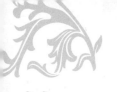
18岁及以上成人超重率高达30.1%。膳食相关的慢性病如18岁及以上成人高血压患病率为25.2%，糖尿病患病率为9.7%，均较2002年呈明显上升趋势。总体来看，近十年期间，我国居民的膳食营养结构及疾病谱发生了新的变化。

为提高居民健康素养，增强体质，预防疾病，我国于1989年首次发布了《我国居民膳食指南》，之后结合中国居民膳食和营养摄入情况，营养素需求和营养理论的知识更新，于1997年和2007年对《中国居民膳食指南》进行了两次修订。为保证《中国居民膳食指南》的时效性和科学性，使其真正切合居民营养健康需求，帮助居民合理选择食物，减少或预防慢性病的发生，2014年起，国家卫生计生委委托中国营养学会启动指南修订工作，最终形成《中国居民膳食指南（2016）》。《中国居民膳食指南（2016）》于2016年5月13日由国家卫生计生委疾控局发布，自2016年5月13日起实施。

定义

膳食指南（Dietary Guidelines, DG）是根据营养科学的原则和人体的营养需要，结合当地食物生产供应情况及人群生活实践，专门针对食物选择和身体活动提出的指导意见。

膳食指南是健康教育和公共政策的基础性文件，是国家实施和推动食物合理消费及改善人群健康目标的一个重要组成部分。

制定原则

《中国居民膳食指南（2016）》是根据营养学原理，紧密结合我国居民膳食消费和营养状况的实际情况来制定。

其目标是指导广大居民合理选择食物，实践平衡膳食，积极运动维持适宜体重，保持良好健康生活状态，预防和减少膳食相关慢性疾病的发生，提高居民整体健康素质。

《中国居民膳食指南（2016）》是在《中国居民膳食指南（2007）》的基础上修订而成。

主要产出

主要由两个版本和6个技术报告组成：

1.《中国居民膳食指南（2016）》，主要对象是健康科普教育工作者和有一定教育背景的读者

2. 科普版《中国居民膳食指南（2016）》，主要对象是百姓和消费者

3. 三个可视化图形：中国居民平衡膳食宝塔、中国居民平衡膳食餐盘、中国儿童平衡膳食算盘

主要内容

《中国居民膳食指南（2016）》由一般人群膳食指南、特定人群膳食指南和中国居民平衡膳食实践三个部分组成。

1. 一般人群膳食指南

这是指南的核心部分。在这部分中，针对2岁以上的所有健康人群提出6条核心推荐，分别为：

推荐一：食物多样，谷类为主。

推荐二：吃动平衡，健康体重。

推荐三：多吃蔬果、奶类、大豆。

推荐四：适量吃鱼、禽、蛋、瘦肉。

推荐五：少盐少油，控糖限酒。

推荐六：杜绝浪费，兴新食尚。

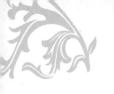
2. 特定人群膳食指南

在该部分中,针对孕妇、乳母、0～6个月婴幼儿、7～24个月婴幼儿、学龄前儿童（2～6岁）、学龄儿童（7～17岁）、老年人和素食人群等特定人群的生理特点及营养需要,在一般人群膳食指南的基础上对其膳食选择提出补充指导。

3. 中国居民平衡膳食实践

主要是指导大众在日常生活中如何具体实践膳食指南的科学推荐,通过食物选择和营养饮食指导,告诉大家如何依据指南安排一日三餐的饮食。根据新的推荐对中国居民平衡膳食宝塔进行了修订,同时推出两个新的可视化图形,分别是中国居民平衡膳食餐盘和儿童平衡膳食算盘,以便于平衡膳食知识的理解、学习、操作和传播。

《中国居民膳食指南（2016）》主要特点和变化

制定方法和程序参考了国际组织及其他国家膳食指南的制定,重点建议的筛选汇集了近年来国际国内最新研究成果,充分考虑了我国营养和社会经济发展现状。对《中国居民营养与慢性病状况报告（2015年）》中指出的我国居民面临营养缺乏和营养过剩双重挑战的情况,结合中华民族饮食习惯以及不同地区食物可及性等多方面因素,提出了解决方案。与2007版比较,有五大鲜明特色:

1. 以平衡膳食模式和解决公共营养问题为主导,基于营养科学证据,对部分食物每日摄入量进行调整,提出符合我国居民营养健康状况和基本营养需求的膳食指导建议。

2. 提高了可操作性和实用性。将指南中的条目精简至6条，从多吃、适量吃、少吃以及控制吃不同层次进行归纳总结，文字简短、清晰，容易记忆，同时提供更多的可视化图形及图表、食谱，便于百姓理解、接受和使用。

3. 弘扬新饮食文化。在新指南中专门提出弘扬尊重劳动、珍惜粮食、杜绝浪费的传统美德，强调家庭、行为、文化、社会对膳食和健康的综合影响作用，建议在传承民族优良传统饮食文化的同时，开启饮食新观念，着力解决公共营养和健康的现实问题，并鼓励社会提供良好的支持环境。

4. 扩大了覆盖人群。新版指南覆盖人群从2007版的6岁改为2岁以上，明确了2岁幼儿应该开始与成人一致的平衡膳食生活方式；包括了孕妇乳母、婴幼儿、儿童青少年、老年人，增加了素食人群的膳食指导，考虑了特殊需要的居民，体现和提高全民营养健康的覆盖率，保障了人人可获得健康的可能性。

5. 兼顾科学性和科普性。《中国居民膳食指南（2016）》中包括大量的科学证据和理论分析，对科教专业人员是很好的参考资料和工具用书。为方便大众理解使用，特别编撰科普版读本，用百姓易于理解的语言讲百姓关心的知识，结合与百姓生活密切相关的饮食营养问题，以图文并茂的形式、通俗易懂的表达，对核心推荐进行科学讲解。

用好膳食指南及其意义

《中国居民膳食指南（2016）》符合我国国情，科学性

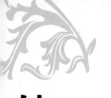

强，为全体营养和健康教育工作者、健康传播者提供了很好的科学证据和指导。

科普版膳食指南能够为中国居民的健康需求提供指引，为中国居民的健康饮食提供建议，能够真正贴近百姓生活，解答百姓疑惑。最终做出有益健康的选择和行为改变。

国家膳食指南制修订目标是以大众健康利益为根本，引导食物消费、调整膳食结构、促进平衡膳食模式、合理运动、提倡健康饮食新食尚。推荐的6个核心条目，为最大程度地满足人体营养健康需要提供了建议。膳食指南为促进我国居民的营养健康、降低疾病发生风险和健康中国的发展目标而修订。

内 容 撷 取

一般人群膳食核心推荐

1. 食物多样，谷类为主

每天的膳食应包括谷薯类、蔬菜水果类、畜禽鱼蛋奶类、大豆坚果类等食物。

平均每天摄入12种以上食物，每周25种以上。

每天摄入谷薯类食物250～400克，其中全谷物和杂豆类50～150克，薯类50～100克。

食物多样、谷类为主是平衡膳食模式的重要特征。

2. 吃动平衡，健康体重

各年龄段人群都应天天运动、保持健康体重。

食不过量,控制总能量摄入,保持能量平衡。

坚持日常身体活动,每周至少进行5天中等强度身体活动,累计150分钟以上;主动身体活动最好每天6 000步。

减少久坐时间,每小时起来动一动。

3. 多吃蔬果、奶类、大豆

蔬菜水果是平衡膳食的重要组成部分,奶类富含钙,大豆富含优质蛋白质。

餐餐有蔬菜,保证每天摄入300～500克蔬菜,深色蔬菜应占1/2。

天天吃水果,保证每天摄入200～350克新鲜水果,果汁不能代替鲜果。

吃各种各样的奶制品,相当于每天液态奶300克。

经常吃豆制品,适量吃坚果。

4. 适量吃鱼、禽、蛋、瘦肉

鱼、禽、蛋和瘦肉摄入要适量。

每周吃鱼280～525克,畜禽肉280～525克,蛋类280～350克,平均每天摄入总量120～200克。

优先选择鱼和禽。

吃鸡蛋不弃蛋黄。

少吃肥肉、烟熏和腌制肉制品。

5. 少盐少油,控糖限酒

培养清淡饮食习惯,少吃高盐和油炸食品。成人每天食盐不超过6克,每天烹调油25～30克。

控制添加糖的摄入量,每天摄入不超过50克,最好控制在25克以下。

每日反式脂肪酸摄入量不超过2克。

足量饮水,成年人每天7～8杯（1 500～1 700毫升）,

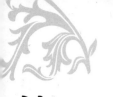

提倡饮用白开水和茶水；不喝或少喝含糖饮料。

儿童少年、孕妇、乳母不应饮酒。成人如饮酒，男性一天饮用酒的酒精量不超过25克，女性不超过15克。

6. 杜绝浪费，兴新食尚

珍惜食物，按需备餐，提倡分餐不浪费。

选择新鲜卫生的食物和适宜的烹调方式。

食物制备生熟分开、熟食二次加热要热透。

学会阅读食品标签，合理选择食品。

多回家吃饭，享受食物和亲情。

传承优良文化，兴饮食文明新风。

▼ 中国居民平衡膳食宝塔（2016）

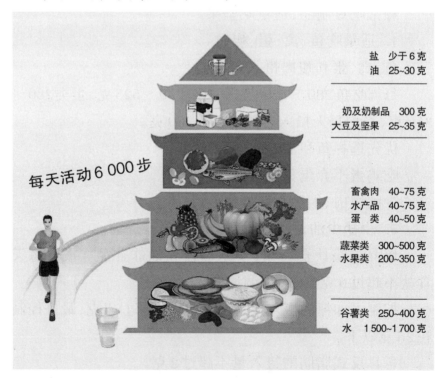

老年人群膳食指南指导建议

在一般人群膳食指南基础上，老年人群在饮食中更须注意。以下指导建议可供参考：

少量多餐细软，预防营养缺乏。

主动足量饮水，积极户外活动。

延缓肌肉衰减，维持适宜体重。

摄入充足食物，鼓励陪伴进餐。

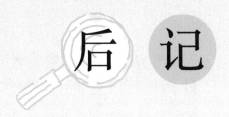

后 记

　　美好的人生，应当拥有一个愉悦的晚年。现代人概念中的"养老"，不是不问品质地活着和老去，而是要舒适地生活、优雅地老去，这一切的前提就是要拥有健康的身体。

　　随着人们的物质生活水平的不断提高，在解决了温饱问题后，人们对健康的概念已有了全新的认识。传统的健康观是"无病即健康"，现代人的健康观是整体健康，世界卫生组织提出"健康不仅是躯体没有疾病，还要具备心理健康，社会适应良好和有道德。"因此，人们关注自己的健康，就要按照新的健康理念，在平时的生活、行为、营养、运动中能根据周边环境及生活状态不断地进行自我健康管理。

　　本书就是从这一新的健康理念出发，通过饮食新知、中医养生、起居保健、强身健体、急救护理、安全用药、健康体检7个部分介绍了在日常生活中的各种健康保健知识。书后的附录较为详细地介绍了《中国居民膳食指南（2016）》中所推荐的一般人群膳食结构，以及针对老年人群的膳食指导建议。

　　本书以通俗简练的文字、详尽专业的观点阐述了与人体健康相关的生活方式和行为习惯，以及安全用药和医疗保健等方面的内容,指导老年朋友如何从生活细节做起,建立科学健康的生活方式。希望老年朋友从日常的生活方式入手,做好自身健康管理的每一件事情,为愉悦的晚年生活奠定良好的基础。

编　者

2018 年 8 月

图书在版编目（CIP）数据

健康管理 / 柯浦编著 . —上海：上海科学普及出版社，2018
（老年健康生活丛书 / 陈积芳主编）
ISBN 978-7-5427-7297-8

Ⅰ.①健… Ⅱ.①柯… Ⅲ.①老年人—保健 Ⅳ.①R161.7

中国版本图书馆CIP数据核字（2018）第160459号

策划统筹　蒋惠雍
责任编辑　林晓峰
装帧设计　赵　斌
绘　　画　王　俭

健康管理

柯　浦　编著

上海科学普及出版社出版发行

（上海中山北路832号　邮政编码200070）

http://www.pspsh.com

各地新华书店经销　　上海盛通时代印刷有限公司印刷
开本　710×1000　1/16　印张 14.5　字数 157 000
2018年8月第1版　　2018年8月第1次印刷

ISBN 978-7-5427-7297-8
定价：39.00元
本书如有缺页、错装或坏损等严重质量问题
请向工厂联系调换
联系电话：021-37910000